Inhaltsverzeichnis

Einführung 10

Was ist Testosteron? 13

Wie der Körper das T-Hormon erzeugt 13

Welche Rolle spielt Testosteron bei Männern? 15

Welche Rolle spielt das T-Hormon bei Frauen? 17

Der Testosteronspiegel im Körper ist nicht konstant. 18

Kapitel 1 - Das wunderbare Hormon, Testosteron 24

Was sind die normalen Testosteronspiegel? 24

Der normale Testosteronspiegel bei Männern 25

Der normale Testosteronspiegel bei Frauen 26

„Normale" T-Hormonspiegel variieren 26

Was passiert, wenn der Körper zu viel T-Hormon hat? 27

Hohes Testosteron bei Frauen 28

Hohes Testosteron bei Männern 29

Kapitel 2 - Wie Testosteron dem Körper zugute kommt und die Gesundheit beeinflusst 38

Bekämpft Depressionen 38

Verlieren Sie Körperfett 39

Stimuliert Muskelwachstum und Masse 41

Bewahrt ein gesundes Herz 43

Hält die Knochen stark 44

Steigerung des Sexualtriebs und der Libido 45

Hält den Geist scharf 45

Kapitel 3 - Anzeichen dafür, dass Ihr Testosteronspiegel zu niedrig ist 48

Was sind die Marker für einen niedrigen Testosteronspiegel? 48

Was sind die Hauptursachen für einen niedrigen Testosteronspiegel? 50

Alterung 50

Wie man einen niedrigen Testosteronspiegel behandelt 60

Hormonersatz 60

Kapitel 4 – Gewohnheiten, die den Testosteronspiegel senken 66

Mangel an ausreichendem Schlaf 66

Ungemanagter Stress 67

Zu geringe Fettaufnahme durch die Nahrung 68

Falsche diätetische Aufnahme 69

Kohlenhydrate 70

Protein 70

Mehrfach ungesättigtes Fett 71

Zu viel Koffein 71

Zu viel alkoholisches Getränk 72

Aussetzung gegenüber T-Senkenden Chemikalien 73

Xenoestrogene 73

Lebensmittel, die Testosteron abtöten 74

Sojabasierte Lebensmittel 74

Den Mythos von Steroiden und Drogen zerstören 75

Fettabbau 75

Muskelwachstum und -stärke 76

Kapitel 5 - Wie Sie Ihr Testosteron auf natürliche Weise steigern können 82

Ausreichend Ruhe finden 82

Entspannen 83

Mehr einfach und ungesättigtes Fett konsumieren 85

Einfach ungesättigtes Fett (MUFAs) 85

Gesättigte Fettsäuren (SFAs) 86

MUFAs und SFAs erhöht den Testosteronspiegel 86

Verzehr der richtigen Menge an Kohlenhydraten und Proteinen 88

Wie viel soll ich essen? 88

Reduzierung der Koffeinzufuhr 89

Reduzierung des Alkoholkonsums 89

Xenoestrogene vermeiden 90

Auf ins Fitnessstudio 92

High-Intensity Intervalltraining (HIIT) 93

Übertrainieren Sie nicht! 94

Ab ins Bett 95

Kalte Duschen nehmen 95

Breit Werden mit diesen Produkten 97

30 Lebensmittel, die den Testosteronspiegel erhöhen 97

Ergänzungsmittel, die die Testosteronproduktion unterstützen 109

Schlussworte **116**

Über den Co-Autor...**118**

TESTOSTERON

STEIGERN

Der ultimative Leitfaden für Anfänger und Aktionsplan für die Testosteron-Diät – 30 natürliche Kraftfuttermittel, mit denen Sie Ihre Energie steigern, Fett verlieren und Ihre Libido steigern können.

Von Freddie Masterson

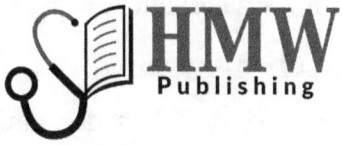

Für weitere tolle Bücher besuchen Sie uns:
HMWPublishing.com

Ein weiteres Buch kostenlos herunterladen

Ich möchte mich bei Ihnen für den Kauf dieses Buches bedanken und Ihnen ein weiteres Buch (genauso lang und wertvoll wie dieses Buch), „7 Fitnessfehler, von denen Sie nicht wissen, dass Sie sie machen", völlig kostenlos anbieten.

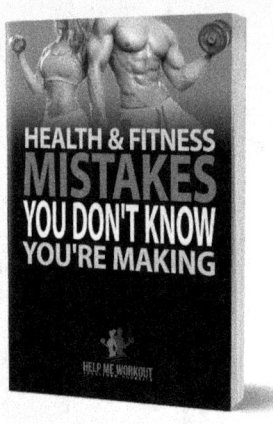

Klicken Sie auf den untenstehenden Link, um sich anzumelden und es zu erhalten:

www.hmwpublishing.com/gift

In diesem Buch werde ich 7 der häufigsten Fitnessfehler aufschlüsseln, die einige von Ihnen wahrscheinlich begehen, und ich werde zeigen, wie Sie sich leicht in die beste Form Ihres Lebens bringen können!

Neben dem Buch mit den *7 Fitnessfehlern* haben Sie auch die Möglichkeit, kostenlos unsere neuen Bücher zu bekommen, Werbegeschenke zu verschenken und andere wertvolle E-Mails von mir zu erhalten. Hier ist der Link zur Anmeldung:

www.hmwpublishing.com/gift

BUCHBESCHREIBUNG

Hören Sie auf, sich träge zu fühlen und steigern Sie auf natürliche Weise Ihren Testosteronspiegel! Erfahren Sie hier mehr über bewährte Schritte und Strategien zur Steigerung Ihres niedrigen Testosteronspiegels. Falls Sie es noch nicht wussten: Ein niedriger Testosteronspiegel führt zu einer Verringerung des Muskelaufbaus, einer niedrigen Libido (niedriges sexuelles Verlangen) und dem Gefühl, träge oder faul zu sein. Es gibt jedoch natürliche Möglichkeiten, um es zu behandeln und Ihr Testosteron auf natürliche Weise zu steigern!

In diesem Buch erfahren Sie, was dieses Hormon bewirkt und was passiert, wenn es in geringen Mengen in Ihrem Körper vorkommt, wie dieses Hormon in Ihrem Körper arbeitet und inwiefern es gesenkt wird. Dabei zeige ich Ihnen verschiedene natürliche

Möglichkeiten, wie Sie es steigern können. In diesem Buch erfahren Sie auch, wie Sie Ihre Angst überwinden und einen gesteigerten Sexualtrieb erzielen können. Wenn Ihr Sexualleben gestört ist oder Sie ohne Grund zunehmen, ist dieses Buch für Sie äußerst wertvoll!

Einführung

Wenn Sie das erwähnte Wort Testosteron hören, werden Ihnen als erstes männliche Männer in den Sinn kommen, die trainieren und Bodybuilder sind. Sie könnten auch an Wut, Aggression oder Stärke denken. Sie könnten sogar einen plötzlichen Blitz von Arnold Schwarzenegger haben, und Sie würden sich nicht irren.

Gesundheitsexperten betrachten es als das bedeutendste männliche Hormon. In der Tat ist es das ultimative männliche Hormon. Auf der anderen Seite produzieren Frauen Testosteron, obwohl die Menge erheblich niedriger ist. Obwohl beide Geschlechter es produzieren, haben T-Hormonspiegel größere Auswirkungen auf den männlichen Körper und die Gesundheit als auf die Frau.

Das T-Hormon ist die Grundlage der männlichen Existenz, ob Sie es mögen oder nicht. Daher ist es für Ihre Männlichkeit von entscheidender Bedeutung, ihre Bedeutung und Rolle zu kennen und ihr die gebührende Aufmerksamkeit zu schenken.

Bevor Sie beginnen, empfehle ich Ihnen, sich für unseren E-Mail-Newsletter anzumelden, um über neue Buchveröffentlichungen oder Werbeaktionen informiert zu werden. Sie können sich kostenlos anmelden und erhalten als Bonus ein kostenloses Geschenk: unser Buch „Gesundheits- & Fitnessfehler, von denen Sie nicht wissen, dass Sie sie machen"! Dieses Buch wurde geschrieben, um zu entmystifizieren, die wichtigsten Vor- und Nachteile aufzudecken und Sie endlich mit den Informationen auszustatten, die Sie benötigen, um sich in der besten Form Ihres Lebens zu befinden. Aufgrund der überwältigenden Menge an Fehlinformationen und Lügen, die von Magazinen und selbsternannten „Gurus" erzählt werden, wird es immer schwieriger, zuverlässige Informationen zu erhalten, um in Form zu kommen. Im Gegensatz zu dutzenden von voreingenommenen, unzuverlässigen und nicht vertrauenswürdigen Quellen, um Ihre Gesundheits- und Fitnessinformationen zu erhalten. In diesem Buch ist alles aufgeschlüsselt, was Sie brauchen, damit Sie es leicht nachvollziehen und sofort Ergebnisse erzielen können, um Ihre gewünschten Fitnessziele in kürzester Zeit zu erreichen.

Um sich erneut für unseren kostenlosen E-Mail-Newsletter anzumelden und ein kostenloses Exemplar dieses wertvollen Buches zu erhalten, besuchen Sie bitte den Link und melden Sie sich jetzt an: www.hmwpublishing.com/gift

Was ist Testosteron?

T-Hormone sind das primäre männliche Geschlechtshormon bei Männern und gehören zu der Klasse der Androgene, die Sie besser als natürliche oder synthetische Steroidhormone kennen. Androgene sind für die Regulierung der Entwicklung der Aufrechterhaltung der männlichen Eigenschaften verantwortlich.

Unter den vielen Androgenhormonen ist Testosteron das primäre Androgenhormon bei Männern, das für die Fortpflanzung und die sexuelle Entwicklung von entscheidender Bedeutung ist. Tatsächlich ist es dafür verantwortlich, dass der Körper reifer wird und sich auf die sexuelle Fortpflanzung vorbereitet.

Wie der Körper das T-Hormon erzeugt

Das endokrine System reguliert den T-Hormonspiegel im Körper. Die Produktion von Testosteron beginnt in der Großhirnrinde, dem hochentwickelten Teil, der oft als graue

Substanz bezeichnet wird und etwa 2/3 der gesamten Gehirnmasse ausmacht.

Die Großhirnrinde signalisiert zwei Teilen des Gehirns für die Produktion von Testosteron - den Hypothalamus und die Hypophyse. Der Hypothalamus bestimmt, wie viel Testosteron die Hypophyse produzieren soll, und dieser überträgt die Anweisungen an die Hoden, wobei die Kommunikation über Hormone und Chemikalien im Blutstrom erfolgt.

Insbesondere sezerniert der Hypothalamus Gonadotropin-Releasing-Hormone (GnRH) - Hormone, die die Testosteronfreisetzung bei Männern und Frauen stimulieren. Die Hypophyse sezerniert Luteinisierungshormon (LH) und follikelstimulierendes Hormon (FSH), das über die Blutbahn zu den T-Hormon produzierenden Körperteilen wandert, um die Produktion und Freisetzung von Testosteron zu stimulieren. Dieser Prozess ist morgens am aktivsten und beginnt abzunehmen, sobald ausreichend Testosteron im Blutstrom vorhanden ist, und wird nachts weniger aktiv.

Welche Rolle spielt Testosteron bei Männern?

Bei Männern sind die Hoden die Hauptproduzenten des T-Hormons. Sobald sich das luteinisierende Hormon im Blut befindet, wandeln die Leydig-Zellen der Hoden Cholesterin in Testosteron um.

Die Nebennieren auf den Nieren produzieren ebenfalls T-Hormone, jedoch nur in geringen Mengen. Insbesondere der äußere Kortex oder die äußere Schicht der Nebennieren produzieren Androgene oder eine Familie von männlichen Steroiden, einschließlich Testosteron. Andererseits produzieren das Medulla oder die inneren Kerne der Nebennieren Stresshormone, einschließlich Cortisol und Adrenalin.

Bei Männern ist Testosteron für viele der für erwachsene Männer spezifischen körperlichen Merkmale verantwortlich. Es ist das Androgen, das an der Entwicklung der Geschlechtsorgane vor der Geburt beteiligt ist.

Insbesondere ist dieses Hormon dafür verantwortlich, dass embryonale Jungen männliche Geschlechtsorgane entwickeln. Nach der Geburt ist es für die Verwandlung eines Jungen in einen Mann während der Pubertät verantwortlich, wodurch die Geschlechtsorgane vergrößert und funktionsfähig werden, und für die folgenden Veränderungen:

- Aufbau und Erhaltung von Muskelmasse und Kraft
- Spermienproduktion
- Wachstum von Gesichts- und Körperhaaren
- Sexualtrieb
- Vergrößerung von Penis, Hoden und Prostata
- Wachstum des Adamsapfels
- Vertiefung der Stimme
- Verbreiterung der Schultern und des Brustkorbs
- Entwicklung von Kinn und Kiefer - das Gesicht wurde umgestaltet und konturiert.
- Erhöhung der Höhe

- Veränderungen im aggressiven und sexuellen Verhalten
- Fettverteilung
- Produktion von Erythrozyten

Welche Rolle spielt das T-Hormon bei Frauen?

Bei Frauen produzieren die Eierstöcke den größten Teil des Testosterons und die Nebennieren scheiden es auch aus. In weiblichen Körpern stimuliert das follikelstimulierende Hormon aus dem Hypothalamus die Sekretion der luteinisierenden und follikelstimulierenden Hormone, die in sehr begrenzten Mengen die Produktion von T einleiten, hauptsächlich zur Fortpflanzung. Obwohl Frauen überraschenderweise signifikant geringere Mengen produzieren, spielt dies auch für sie eine entscheidende Rolle, insbesondere bei der Förderung der Gesundheit der folgenden Aspekte:

- Muskelkraft

- Knochendichte

- Sexualtrieb

- Klitorisvergrößerung

Wenn Frauen jedoch zu viel Testosteron in ihrem Körper haben, können folgende Bedingungen verursucht werden: eine männliche Glatze, einen unregelmäßigen Menstruationszyklus, übermäßiges Haarwachstum und die Entwicklung männlicher Körpereigenschaften. Nicht so toll!

DER TESTOSTERONSPIEGEL IM KÖRPER IST NICHT KONSTANT.

Nach der Pubertät, wenn der Körper für die Fortpflanzung ausreichend reif ist, produziert das endokrine System kontinuierlich Testosteron und die T-Hormonspiegel ändern sich ständig.

Der Testosteronspiegel ist morgens am höchsten und abends am niedrigsten. Häufig führen verschiedene Faktoren und Zustände, die die Hormonsekretion beeinflussen, dazu, dass das endokrine System einen niedrigen Testosteronspiegel im Körper produziert. Gelegentlich weist das endokrine System den Körper an, zu viel T-Hormon zu produzieren.

Wie bereits erwähnt, steuert das endokrine System die Testosteronproduktion in Richtung der Großhirnrinde, und dieser Prozess ist morgens aktiv. Wenn der Hormonspiegel in Ihrem Blut steigt, sendet der Körper eine Nachricht an das Gehirn, insbesondere an den Hypothalamus, um die Ausschüttung von Gonadotropin freisetzenden Hormonen zu unterdrücken. Dieser Prozess wiederum regt die Hypophyse an, die Produktion von luteinisierendem Hormon zu unterdrücken, was im Allgemeinen die Menge an T-Hormon in der Nacht verringert. Verschiedene Faktoren können jedoch die Produktion und Unterdrückung von Testosteron beeinflussen.

Wenn der Körper nicht in der Lage ist, Testosteronspiegel zu stimulieren und zu produzieren sowie zu regulieren und zu normalisieren - zu wenig oder zu viel -, können verschiedene Gesundheitsprobleme auftreten. Daher ist es wichtig zu bestimmen, ob Ihr Testosteronspiegel gut im normalen Bereich liegt. Mit einer einfachen Blutuntersuchung können Sie feststellen, ob bei Ihnen eine abnormale männliche Hormonproduktion vorliegt. Sobald Sie den Status der T-Hormonspiegel in Ihrem Körper ermittelt haben, können Sie sich für eine geeignete Behandlung entscheiden, um Ihr hormonelles Problem effizient zu verbessern.

Nun, da Sie die Rolle von Testosteron für die verschiedenen signifikanten Veränderungen sowie die Entwicklungen kennen, die der Körper vor und während der Pubertät sowohl bei Männern als auch bei Frauen durchläuft, werden wird die Bedeutung von T-Hormon genauer untersuchen. Wir werden auch untersuchen, wie sich das Alter und verschiedene Bedingungen auf den Testosteronspiegel und die anderen Faktoren auswirken sowie auf die persönlichen Gewohnheiten, die die Testosteronsekretion verringern. Darüber hinaus besprechen wir, was Sie tun können, um die Produktion von T-Hormon auf natürliche Weise zu steigern.

Wenn Sie vermuten, dass Ihr Körper zu wenig oder zu viel T-Hormon produziert, gehen Sie zum Arzt und lassen Sie sich untersuchen. Sobald Sie den Status Ihres Testosteronspiegels offiziell festgelegt haben, können Sie beginnen, Ihre T-Hormone zu stimulieren und zu steigern oder zu regulieren und zu normalisieren.

Wichtige Erkenntnisse:

- Testosteron gehört zu einer Familie männlicher Geschlechtshormone, die als Androgene bezeichnet werden und vom endokrinen System, vor allem vom Hypothalamus und der Hypophyse, reguliert werden.

- Der Hypothalamus sezerniert das Gonadotropin-Releasing-Hormon (GnRH) - Hormone, die die Testosteron-Freisetzung bei Männern und Frauen stimulieren. Die Hypophyse sezerniert Luteinisierungshormon (LH) und follikelstimulierendes Hormon (FSH), das über die Blutbahn zu den T-Hormon produzierenden

Körperteilen wandert, um die Produktion und Freisetzung von Testosteron zu stimulieren.

- Sobald sich das Luteinisierungshormon im Blut befindet, wandeln die Leydig-Zellen der Hoden Cholesterin in Testosteron um.

- Testosteron ist das ultimative männliche Hormon. Es ist für viele der körperlichen Eigenschaften verantwortlich, die für erwachsene Männer spezifisch sind.

- Die Testosteronausschüttung ist morgens am aktivsten und nimmt ab, sobald genügend Testosteron im Blut vorhanden ist, und wird nachts weniger aktiv.

- Die Nebennieren auf den Nieren produzieren ebenfalls T-Hormone, jedoch nur in geringen Mengen. Insbesondere der äußere Kortex oder die äußere Schicht der Nebennieren produzieren Androgene oder eine Familie von männlichen Steroiden, einschließlich Testosteron. Andererseits produzieren das Medulla oder die inneren Kerne der

Nebennieren Stresshormone, einschließlich Cortisol und Adrenalin.

- Frauen scheiden ebenfalls Testosteron aus, jedoch in sehr geringer Menge und hauptsächlich zur Fortpflanzung.

- Wenn der Körper nicht in der Lage ist, Testosteronspiegel zu stimulieren und zu produzieren sowie zu regulieren und zu normalisieren – zu wenig oder zu viel –, kann dies zu verschiedenen Gesundheitsproblemen führen. Daher ist es wichtig zu bestimmen, ob Ihr Testosteronspiegel gut im normalen Bereich liegt.

- Mit einer einfachen Blutuntersuchung können Sie feststellen, ob bei Ihnen eine abnormale Produktion des ultimativen männlichen Hormons vorliegt.

Kapitel 1 - Das wunderbare Hormon, Testosteron

Die Rolle von Testosteron bei der menschlichen Entwicklung sowohl im männlichen als auch im weiblichen Körper spielt eine wichtige Rolle, insbesondere bei der Vorbereitung auf die Fortpflanzung und den körperlichen Eigenschaften von Männern und Frauen. Im wahrsten Sinne des Wortes wird das Testosteron umso männlicher, je mehr es sich in einem Körper befindet. Also, was passiert mit dem Körper, wenn er zu viel oder zu wenig T-Hormon hat? Lassen Sie uns einen genauen Blick darauf werfen.

Was sind die normalen Testosteronspiegel?

Die Bestimmung des Testosteronspiegels im Körper ist etwas kompliziert. Wir unterscheiden die Menge an T-Hormon zwischen *freiem Testosteron* und *Gesamttestosteron*. Was ist der Unterschied?

Nun, eine Person kann einen hohen Gehalt an *Gesamttestosteron* im Körper haben, kann aber einen niedrigen Gehalt an *freiem Testosteron* haben. Letzteres ist die Menge an T-Hormon, die der Körper leicht verwenden oder von den Proteinen, die sie tragen, trennen kann – Albumin und Sexualhormon, die Globulin binden.

Ein einfacher Bluttest kann dabei helfen, die Gesamtmenge und den Gehalt an freiem Testosteron in Ihrem Körper zu bestimmen, und die Menge wird häufig in Nanogramm (Milliardstel Gramm) pro Deziliter (Zehntel Liter) Blut oder ng/dL.

Der normale Testosteronspiegel bei Männern

- Gesamttestosteron - 270 bis 1070 ng/dL, mit einem Durchschnitt von etwa 679 ng/dL.

- Freies Testosteron - 9 bis 30 ng/dL, mit einem Durchschnitt von etwa 2 bis 3% des gesamten Testosteronspiegels.

Der normale Testosteronspiegel bei Frauen

- Gesamttestosteron - 15 bis 70 ng/dL.

- Freies Testosteron - 0,3 bis 1,9 ng/dL, mit einem Durchschnitt von etwa 2 bis 3% des gesamten Testosteronspiegels.

„NORMALE" T-HORMONSPIEGEL VARIIEREN

Wie Sie aus den obigen Daten ersehen können, sind die Bereiche der „normalen" Testosteronmenge recht breit. Ein T-Hormonspiegel, der für eine Person in der gesunden Menge liegt, könnte für eine andere Person Hypogonadismus (niedrige Testosteronspiegel) bedeuten.

Daher müssen Sie neben dem tatsächlichen Gesamt- und freien Testosteronspiegel auch die verschiedenen Symptome berücksichtigen, die auftreten, wenn Sie feststellen, ob Sie sich in Ihrem „normalen" T-Hormonbereich befinden oder über geringe Mengen verfügen. Beispielsweise könnte ein Mann mittleren Alters keine Symptome eines niedrigen Testosteronspiegels aufweisen, wenn die Gesamtmenge seines T-Hormons unter 400 ng/dl fällt, während ein jüngerer Mann Anzeichen von Hypogonadismus aufweisen könnte, auf die wir in Kapitel 4 näher eingehen werden.

WAS PASSIERT, WENN DER KÖRPER ZU VIEL T-HORMON HAT?

Obwohl weniger häufig als Hypogonadismus oder niedrige Testosteronspiegel, produziert der Körper große Mengen an T-Hormonen und die Auswirkungen hängen sowohl vom Geschlecht als auch vom Alter ab.

Hohes Testosteron bei Frauen

Wir haben bereits erwähnt, dass Testosteron männliche Sexualhormone sind und Frauen nur 10 bis 20 Prozent der von Männern produzierten Menge absondern. Zu viel T-Hormon bei einer Frau kann den Körper einer Frau zerstören, hauptsächlich weil ihr System empfindlicher auf den Spiegel verschiedener Hormone reagiert.

Übermäßige Mengen an Testosteron in einem weiblichen Körper können zu einer Vertiefung der Stimme, einer Zunahme von Akne und des Körperhaars sowie zu einem unregelmäßigen Menstruationszyklus führen. Ein hoher Gehalt an männlichen Hormonen, einschließlich Testosteron, verursacht auch Unfruchtbarkeit und das Syndrom der polyzystischen Eierstöcke, was zu langfristigen Gesundheitsproblemen wie Herzerkrankungen und Diabetes führen kann.

Hohes Testosteron bei Männern

Wenn Jungen einen hohen Testosteronspiegel haben, können sie zu früh in die Pubertät eintreten. In einigen seltenen Fällen führen bestimmte Arten von Tumoren dazu, dass Jungen T-Hormon früher als gewöhnlich ausscheiden. Ein signifikant hoher Testosteronspiegel bedeutet jedoch nicht notwendigerweise eine nachteilige Wirkung bei Männern. Höher als der durchschnittliche Testosteronspiegel ist tatsächlich vorteilhaft und hat sogar positive Ergebnisse bei Männern.

Wenn Ihr Testosteronspiegel über 1000 ng/dl liegt, bedeutet dies, dass Sie zu den oberen 2,5 Prozent aller Männer gehören. Es ist interessant festzustellen, dass Männer mit überdurchschnittlichem T-Hormonspiegel die folgenden Eigenschaften aufweisen:

- Selbstbewusst, durchsetzungsfähig und kontaktfreudig
- Glücklicher
- Energiegeladener und mit höherer Arbeitsfähigkeit

- Motiviert und ehrgeiziger
- Gesunder Sexualtrieb oder Libido, starke Erektion, schnellere Reaktionszeit und kürzere Ruhezeit
- Erhöhte Konzentration und größere Fähigkeit, komplexe geistige Aufgaben zu erfüllen
- Große Zunahme der Muskelmasse und Kraft
- Niedrigeres Körperfett und höherer Ruheumsatz
- Gesundes Herz
- Schärferer Verstand

Wann ist ein hoher Testosteronspiegel zu viel?

Ein übermäßig hoher Testosteronspiegel hat jedoch schwerwiegende nachteilige Auswirkungen auf die Gesundheit der Männer, einschließlich vergrößerter Prostata, Haarausfall, Unfruchtbarkeit und Akne an Schultern und Rücken sowie auf die folgenden Anzeichen und Symptome.

Niedrige Spermienzahl

Zu viel T-Hormon überfordert das Fortpflanzungssystem und verursacht Fortpflanzungsprobleme. Die Spermienproduktion nimmt erheblich ab und kann sogar anhalten, bis der Körper den Testosteronspiegel reguliert und senkt.

Schrumpfende Hoden

Ein zu hoher Testosteronspiegel kann die Hodenaktivität vollständig unterbrechen und die Hoden schrumpfen lassen. Wenn Sie eine signifikante Schrumpfung Ihrer Hodengröße bemerken, müssen Sie sofort Ihren Arzt konsultieren. Männer, die sich über einen längeren Zeitraum einer Testosterontherapie unterziehen, neigen zu einer Hodenschrumpfung.

Stimmungsschwankungen, Wut, Impulsivität und Aggressivität

Männer mit zu viel T-Hormon können einen Moment glücklich und im nächsten wütend oder depressiv sein. Es gibt normalerweise keinen Auslöser für diese Stimmungsänderung, und jede ausgelöste Emotion ist überreaktiv. Aufgrund des Testosteron-Ungleichgewichts ist es für sie auch schwieriger, Emotionen, insbesondere Wut, zu kontrollieren. Sie neigen dazu, zu handeln, ohne zuerst an die Konsequenzen zu denken, und neigen zu Feindseligkeiten, die normalerweise übermäßig aggressiv sind. Sie geraten oft in Streitereien mit anderen Männern.

Depressionen

Ein zu hoher Testosteronspiegel stört das hormonelle Gleichgewicht und führt zu Depressionen. Neben dem Verlust des Interesses an Aktivitäten, die sie normalerweise genießen, und der Traurigkeit leidet eine depressive Person auch unter Muskelkater, zu langem Schlafen oder Schlaflosigkeit, Appetitverlust und Gewichtsschwankungen.

Anfällig für Suchtverhalten

Untersuchungen legen nahe, dass Männer mit einem höheren Testosteronspiegel als üblich dazu neigen, zu rauchen, alkoholische Getränke zu konsumieren und sich an Risikoverhalten zu beteiligen, einschließlich Verletzungsrisiken, sexueller und sogar krimineller Aktivitäten.

Wie oft sollte ich meinen Testosteronspiegel überprüfen?

Eine wichtige Sache, die Sie beachten sollten, wenn Sie versuchen, die Menge Ihres T-Hormons zu erhöhen, ist, dass ein längerfristiger Anstieg des Testosteronspiegels Schaden anrichten kann. Um sicherzustellen, dass Ihr Level im gesunden Bereich liegt, müssen Sie ab dem 35. Lebensjahr alle 5 Jahre mit der Überwachung der Menge beginnen.

Wenn Ihr Testosteronspiegel sinkt oder wenn Sie Symptome und Anzeichen eines Hypogonadismus bemerken (siehe

Kapitel 4), müssen Sie eine Testosterontherapie in Betracht ziehen. Dieses Mittel erfordert jedoch eine ständige Überwachung Ihres T-Hormonspiegels, da eine übermäßig hohe Menge zu den oben genannten nachteiligen Nebenwirkungen und Stress führen kann.

Wenn Sie einen niedrigen Testosteronspiegel haben, können Sie die T-Hormonproduktion am besten stimulieren und steigern, indem Sie die in Kapitel 5 erläuterten nützlichen Strategien befolgen. Darüber hinaus können Sie nach Rücksprache mit Ihrem Arzt den für Sie geeigneten Testosteronhaushalt ermitteln sowie Ihre Bereitschaft, Ihren T-Hormonspiegel vor Therapiebeginn zu überprufen und in Zukunft routinemäßig überwachen zu lassen.

Wichtige Erkenntnisse:

- Testosteron bereitet den männlichen und weiblichen Körper auf die Fortpflanzung und die Entwicklung körperlicher Merkmale bei beiden Geschlechtern vor.

- Die Menge an T-Hormon kann zwischen *freiem Testosteron* und *Gesamttestosteron* unterschieden werden.

- Eine Person kann einen hohen *Gesamttestosteronspiegel* im Körper haben, aber einen niedrigen Gehalt an *freiem Testosteron*.

- *Freies Testosteron* ist die Menge an T-Hormon, die der Körper leicht verbrauchen kann, oder die Menge, die sich von den sie tragenden Proteinen – Albumin und Sexualhormon bindendes Globulin – lösen kann.

- Das Gesamttestosteron bei Männern liegt zwischen 270 und 1070 ng/dl, mit einem Durchschnitt von etwa 679 ng/dl.

- Freies Testosteron bei Männern liegt zwischen 9 und 30 ng/dl, mit einem Durchschnitt von etwa 2 bis 3% des gesamten Testosteronspiegels

- Die Bereiche der „normalen" Testosteronspiegel sind recht breit. Ein T-Hormonspiegel, der für eine Person in der gesunden Menge liegt, könnte für eine andere

Person Hypogonadismus (niedrige Testosteronspiegel) bedeuten.

- Neben dem tatsächlichen Gesamt- und freien Testosteronspiegel müssen Sie auch die verschiedenen Symptome berücksichtigen, die auftreten, wenn Sie feststellen, ob Sie sich in Ihrem „normalen" T-Hormonbereich befinden oder über geringe Mengen verfügen.

- Wenn Sie ein Mann mit einem Testosteronspiegel über 1000 ng/dl sind, gehören Sie zu den oberen 2,5 Prozent aller Männer. Sie sind also männlicher als die meisten Männer.

- Zu hohe Testosteronspiegel haben schwerwiegende negative Auswirkungen auf die Gesundheit von Männern.

- Männer müssen ab dem 35. Lebensjahr alle 5 Jahre mit der Überwachung der Menge beginnen, um sicherzustellen, dass ihr Level im gesunden Bereich liegt.

Kapitel 2 - Wie Testosteron dem Körper zugute kommt und die Gesundheit beeinflusst

Die Hormone in unserem Körper sind etwas zwischen bemerkenswert und wunderbar. Es gibt eine Liste von Vorteilen, die erstaunlich und überraschend sind. Es ist schließlich das Verstehen, wie dieses Hormon mehr als das Element der Männlichkeit ist und äußerst nützlich und gut für Ihre Gesundheit ist. Es gibt mehrere Defekte aufgrund eines verringerten Testosteronspiegels; Das sind die Vorteile, die Sie dadurch erhalten.

Bekämpft Depressionen

Das T-Hormon hilft gegen Depressionen. Studien zeigen, dass Männer mit niedrigem Testosteronspiegel mehr Symptome einer Depression aufweisen. Darüber hinaus zeigt die Forschung, dass Männer mit Depressionen berichten, dass sie sich nach einer Testosteronbehandlung viel besser fühlen und gute Laune haben.

VERLIEREN SIE KÖRPERFETT

Männer haben normalerweise weniger Körperfett als Frauen. Jüngste Studien zeigen, dass männliche Hormone die Fähigkeit bestimmter Fettzellen, Lipide zu speichern, verhindern, indem sie den Signalweg blockieren, der die Adipozytenfunktion unterstützt, oder die Speicherung von überschüssiger Energie (Glukose) als Fett für längere Zeiträume. Darüber hinaus erhöhen Androgene den Adrenalinspiegel (Noradrenalin oder Adrenalin), wodurch die Freisetzung von gespeichertem Fett aus den Körperregionen gefördert wird, wodurch die Fettverbrennung und der Stoffwechsel auch im Ruhezustand effektiv unterstützt werden.

Die Erhöhung des Adrenalinspiegels, die es dem Körper ermöglicht, freie und gespeicherte Glukose (Fett) im Körper effizient zu nutzen, verringert die Menge an zirkulierendem

Zucker in der Blutbahn, was wiederum die Menge an Insulinsekretion verringert. Insulin ist das Hormon, das Glukose in Energie umwandelt.

Kurz gesagt, wenn Sie einen niedrigen Testosteronspiegel haben, hat Ihr Körper auch einen niedrigen Adrenalinspiegel. Dieser Zustand bedeutet, dass es nur wenig in der Lage ist, Fett zu verwerten und eine effiziente Fettansammlung zu verhindern, was für Ihre Gesundheit furchtbar ist. Überschüssiges Fett ist ein weiterer Grund für eine stärkere Senkung des T-Hormonspiegels, wodurch das Feuer durch die bereits vorsorgliche Menge an Androgenen in Ihrem Körper angeheizt wird.

Darüber hinaus steigt der Östrogenspiegel an, wenn der Testosteronspiegel abnimmt. Es ist die ganze Theorie, die erklärt, warum fettleibige Männer oder dicke Männer einen höheren Östrogenspiegel und einen niedrigeren Testosteronspiegel haben.

Alles, was Sie tun müssen, ist, die Menge an T-Hormon in Ihrem Körper zu erhöhen, um den bösen Kreislauf des Habens von Fetten zu durchbrechen und schließlich gesünder zu werden. In einer anderen Studie berichtete eine Person, er habe an Gewicht verloren und sein Körperfett sei von achtzehn Prozent auf zwölf Prozent gesunken.

STIMULIERT MUSKELWACHSTUM UND MASSE

Wenn Sie Sportler fragen, wie Sie schnell Muskeln aufbauen und Fett verlieren können, sagen sie Ihnen wahrscheinlich „Testosteron" oder „Steroide" und sie haben Recht. Androgene sind die primären Hormone, die das Muskelwachstum fördern. Diese Beziehung hat jedoch mit Testosteron in Bezug auf andere Hormone zu tun, insbesondere auf Adrenalin, Insulin und menschliches Wachstumshormon.

Wachstumshormon oder Somatotropin oder menschliches Wachstumshormon (HGH oder hGH) stimulieren die Zellreproduktion und -regeneration und das Wachstum sind daher für die menschliche Entwicklung von entscheidender Bedeutung. Es ist ein natürliches Hormon, das von der

Hypophyse produziert wird, und der Großteil der Sekretion erfolgt im Schlaf.

Mit zunehmendem Alter nimmt die HG-Produktion ab und es kann zu einer Verringerung der Muskelmasse, einem Energiemangel und einer Zunahme des Körperfetts kommen. Darüber hinaus neigen Menschen mit reduziertem HGH zu einem übermäßigen Körperfettgehalt. Sie haben auch Bewegungstoleranz und Muskelkraft reduziert.

Sie haben zuvor erfahren, dass ein hoher Testosteronspiegel den Adrenalinspiegel erhöht, wodurch der Körper Glukose als Energieeffizienz nutzen kann. Dies wiederum verringert die Anzahl der Insulinspiegel im Blut. Wenn der Insulinspiegel sinkt, fördert dies die Produktion von mehr menschlichem Wachstumshormon (hGH), einem Hormon, das effizient Fett verbrennt.

Darüber hinaus erhöhen erhöhte Wachstumshormonspiegel im Körper die Mengen des zirkulierenden insulinähnlichen Wachstumsfaktors I (IGF-I), der auch das Wachstum reguliert. Die Erhöhung sowohl des THG als auch des IGF-I führt zum Wachstum der Muskelmasse sowie zur Erhöhung der Muskelkraft.

Stellen Sie sicher, dass Sie Ihre T-Hormone untersuchen, wenn Sie daran denken, ins Fitnessstudio zu gehen, um Muskelmasse und Kraft zu steigern. Befolgen Sie dann die praktischen Methoden zur natürlichen Erhöhung Ihres Testosteronspiegels in Kapitel 5.

BEWAHRT EIN GESUNDES HERZ

Wenn wir über den menschlichen Körper sprechen, ist das Herz von höchster Wichtigkeit, und es sollten zusätzliche Maßnahmen ergriffen werden, um seine Sicherheit und sein Wohlbefinden zu gewährleisten. T-Hormon unterstützt Sie auch bei der Stärkung des Muskels, der Blut durch den Körper pumpt und Krankheiten bekämpft. Eine der Studien zeigt anhand laufender Forschungen, wie Testosteron bei Herz-Kreislauf-Erkrankungen hilft und Ihr Herz-Kreislauf-System stärkt und Sie so vor Störungen schützt, die mit dem Herz-Kreislauf-System zusammenhängen.

HÄLT DIE KNOCHEN STARK

Knochen geben uns die Idee, dass sie etwas sind, das im täglichen Leben stark und gut zu verarbeiten sein sollte. Testosteron hilft auch bei der Stärkung Ihrer Knochen. Bei älteren Männern besteht eine sehr hohe Wahrscheinlichkeit, an Osteoporose zu erkranken, und mit zunehmendem Alter sinkt auch das T-Hormon. Daher ist das mit einem niedrigen T-Hormonspiegel vermischte Alter keine gute Kombination und schwächt Ihre Knochen. Der Prozess ist einfach; Es verhält sich so, als ob die Knochendichte zunimmt, und es stoppt Ihre Knochen, um die Mineralien aufzunehmen, was zu einer schlechten Knochenabsorption führt. Seien Sie also auf dem Weg zu Behandlungen, um den Testosteronspiegel zu erhöhen.

STEIGERUNG DES SEXUALTRIEBS UND DER LIBIDO

Das T-Hormon ist ein Hormon, das für Ihre sexuellen Funktionen, Antriebe oder Erektionen verantwortlich ist. Wenn Sie also an einer verminderten oder niedrigen Libido oder sexuellen Dysfunktion leiden, wissen Sie, woran Sie schuld sind. Ja, es ist der verringerte Testosteronspiegel, den Sie für Ihre verringerten erektilen Dysfunktionen, sexuellen Dysfunktionen und die geringe Libido verantwortlich machen können. Wenn Sie eine scharfe Abnahme Ihres Sexuallebens erleben, achten Sie darauf, Ihre T-Hormonspiegel zu überprüfen!

HÄLT DEN GEIST SCHARF

Eine Alzheimer-Erkrankung ist eine der am meisten gefürchteten Krankheiten. Ausgehend von Ihrem Gehirn verlieren Ihre verschiedenen Körperteile ihre Funktion, Sie verlieren Ihre Erinnerung oder eine Seite Ihres Körpers verliert ihren Zweck. Es gibt nichts Erschreckenderes als das. Leider gibt es keine direkte Behandlung dafür, aber es klappt langsam. Was dies besser macht, ist der Testosteronspiegel in Ihrem Körper. Studien an der University of South California und der University of Hong Kong zeigen, dass bei Alzheimer-Patienten nur geringe Testosteronspiegel vorhanden sind. T-Hormon hilft auch bei der Verbesserung Ihrer kognitiven Beeinträchtigung. Studien zeigen einen Zusammenhang zwischen T-Hormon und kognitiver Beeinträchtigung, was auch beim Gedächtnisverlust der Fall ist. Es verhindert auch den Zerfall von Hirngewebe bei älteren Menschen. Wettbewerbsfähigkeit ist eines der Dinge, die man in verschiedenen Bereichen immer braucht, um ihren Erfolg zu sichern. T-Hormon hilft auch, das Verlangen zu gewinnen und wettbewerbsfähig zu machen.

T-Hormone steigern auch Ihren Wunsch nach Dominanz und Machtgewinn. Und damit umwirbt man auch eine Frau und erhöht auch die Risikobereitschaft. Alles in allem sollten

Sie also sicherstellen, dass Ihre Testosteronspiegel optimal sind.

Wichtige Erkenntnisse:

- Testosteron ist nicht nur dafür verantwortlich, aus einem Jungen einen Mann zu machen, sondern auch für die Gesundheit und das Wohlbefinden des Mannes. Ein gesunder und normaler Bereich des ultimativen männlichen Hormonspiegels im Körper bekämpft Depressionen, gibt überschüssiges Körperfett ab, stimuliert das Muskelwachstum und die Muskelmasse, pflegt ein gesundes Herz, hält die Knochen gesund, steigert den Sexualtrieb und die Libido und hält den Geist scharf.

Kapitel 3 - Anzeichen dafür, dass Ihr Testosteronspiegel zu niedrig ist

Ein niedriger T-Hormonspiegel ist bei Männern am häufigsten außerhalb des normalen Bereichs. Woher wissen Sie, ob Ihr männliches Hormon unter der gesunden Menge liegt? Hier sind die Marker und die häufigsten Symptome.

Was sind die Marker für einen niedrigen Testosteronspiegel?

Wenn sich T-Hormone nicht von den Proteinträgern Albumin und dem Sexualhormon bindenden Globulin trennen können, sind sie für den Körper nicht ohne weiteres verfügbar, was zu Symptomen eines niedrigen T-Hormonspiegels oder Hypogonadismus führt.

Eine Untersuchung ergab, dass Männer unter 40 Jahren Symptome eines niedrigen Testosteronspiegels haben können, wenn die Gesamtmenge ihres T-Hormons unter 400 ng/dl fällt.

Auf der anderen Seite ergab eine Studie, dass Mittelwerte zwischen 40 und 90 Jahren Symptome eines niedrigen Testosteronspiegels aufweisen, wenn die Gesamtmenge ihres T-Hormons unter 300 ng/dl fällt.

Darüber hinaus deuten einige Untersuchungen darauf hin, dass die gesündesten Männer Testosteronspiegel zwischen 400 und 600 ng/dl aufweisen, was Ihnen eine Vorstellung davon gibt, ob Sie sich im „normalen" Bereich befinden.

Wenn Ihr Testosteronspiegel unter den Markierungen für Ihre Altersgruppe liegt oder wenn Sie Anzeichen und Symptome von Hypogonadismus bemerken, müssen Sie Ihren Verdacht durch eine Blutuntersuchung bestätigen.

Was sind die Hauptursachen für einen niedrigen Testosteronspiegel?

Es ist leicht zu entdecken, dass Ihre T-Werte durch Bluttests unter dem Durchschnitt liegen, aber was könnte der Grund dafür sein?

Alterung

Wie bereits erwähnt, liegt der normale Bereich des männlichen T-Hormonspiegels zwischen 270 und 1070 ng/dl bei einem Durchschnittswert von 679 ng/dl. Ihr Testosteronspiegel ist auf dem Höhepunkt, wenn Sie etwa 20 Jahre alt sind, und dann beginnt er langsam zu sinken. Untersuchungen zufolge sinkt der T-Hormonspiegel bei Männern mittleren Alters zwischen 30 und 50 Jahren und älteren Männern jedes Jahr um 1 Prozent.

Der Rückgang kann bei einigen Männern spürbar sein, und bei anderen kann es zu merklichen Veränderungen kommen, die im mittleren Alter oder häufiger ab einem Alter von etwa 60 Jahren auftreten.

Möglicherweise haben Sie die Ausdrücke „Andropause" oder „männliche Wechseljahre" gehört, um den Abfall des männlichen T-Hormonspiegels zu beschreiben. Dies wird von den meisten Gesundheitsexperten als Hypogonadismus bezeichnet.

Hodenversagen

Wie bereits erwähnt, sind die Primärproduzenten von T-Hormon bei Männern die Hoden. Die Hauptursache für Hypogonadismus ist ein Hodenversagen, das auf angeborene Anomalien der Geschlechtshormone zurückzuführen sein kann, einschließlich der folgenden Bedingungen:

- Das Klinefelter-Syndrom führt zu einer Testosteronunterproduktion aufgrund des zusätzlichen X-Chromosoms, das dem XY eines gesunden Mannes hinzugefügt wird.

- Eine Mumpsinfektion der Hoden mit Mumps der Speicheldrüse im Erwachsenenalter oder in der Pubertät kann zu Langzeitschäden am Hoden führen.

- Hämochromatose oder zu viel Eisen im Blut kann die Hypophyse oder eine Hodenfehlfunktion oder ein Versagen verursachen.

- Eine Verletzung der Hoden kann zu Hypogonadismus führen, da sie sich außerhalb des Körpers befinden und somit anfällig für Schäden und Verletzungen sind.

- Hodenkrebs senkt den Testosteronspiegel, also lassen Sie sich untersuchen.

- Die Krebsbehandlung kann die Spermien- und Testosteronproduktion hemmen, was zu einer vorübergehenden oder dauerhaften Unfruchtbarkeit führen kann.

Hypothalamus oder Hypophysenprobleme

Probleme mit dem Hypothalamus oder der Hypophyse sind die sekundäre Ursache des Hypogonadismus. Wie bereits erwähnt, regulieren diese beiden Teile des Gehirns die Produktion von Testosteron im Hoden.

Der sekundäre Hypogonadismus ist oft auf die folgenden Ursachen zurückzuführen:

- Das Kallmann-Syndrom führt zu einer abnormalen Entwicklung des Hypothalamus, die auch mit Anosmie oder eingeschränkter Geruchsfähigkeit einhergeht und die Sekretion von Hypophysenhormonen beeinflusst.

- Hypophysenstörungen beeinträchtigen die Hormonausschüttung an die Hoden, was zu einer abnormalen T-Hormonproduktion führt, und dies kann sowohl Hypophysen als auch andere Hirntumore und Behandlungen umfassen.

- Entzündliche Erkrankungen wie Tuberkulose, Histiozytose und Sarkoidose betreffen den

Hypothalamus und die Hypophyse und verursachen Hypogonadismus.

- HIV/AIDS betrifft den Hypothalamus und die Hypophyse sowie den Hoden.
- Medikamente und bestimmte Hormone beeinflussen die T-Hormonproduktion.
- Stress, Gewichtsverlust und übermäßige körperliche Aktivität können zu Hypogonadismus führen.
- Ein Kopftrauma kann auch den T-Hormonspiegel beeinflussen, da die Hypophyse die Produktion des männlichen Hormons reguliert.

Andere Faktoren können chronische Leber, Nierenerkrankungen, Typ-2-Diabetes oder Fettleibigkeit sein.

Die Symptome von Hypogonadismus bei Männern und Frauen

Einige der Anzeichen werden mit Alterserscheinungen verwechselt, oder manchmal sind Sie zu beschäftigt, um sich darum zu kümmern, was in Ihrem Körper passiert. Aber, alle Zeichen und Warnungen für Hypogonadismus, die Sie sorgfältig prüfen sollten, sind die Folgenden:

Allgemeine Symptome

- Verminderter Sexualtrieb

- Erektile Brüche oder Ungeeignetheit

- Erweiterte Brustgröße

- Die Spermienzahl hat sich verringert

- Hitzewallungen

- Depressionen, Reizbarkeit und Denkstörungen

- Vertragliche und entspannte Hoden

- Volumen- oder Haarausfall

- Knochen, die dazu neigen, zu brechen

Zum Einen fühlen Sie sich weniger aktiv und müde, was Ihren gesamten Körper betrifft. Sie fühlen sich schläfriger als gewöhnlich. Jeder kann träge oder faul sein, um ins Fitnessstudio zu gehen, oder sogar Sie sind ganz der Meinung, dass Sie nicht wie zuvor auf dem Laufband laufen. Das bringt Probleme mit geringem Selbstwertgefühl mit sich und Sie sitzen am Ende zu Hause. Die Motivation, mit der Sie angefangen haben, ins Fitnessstudio zu gehen, ist verschwunden. Obwohl Sie mehr schlafen als sonst, fühlen Sie sich in jedem dieser Fälle immer noch träge; Stellen Sie sicher, dass Ihre T-Levels überprüft werden.

Dann sinkt Ihr Sexualtrieb, das T-Hormon wirkt im Sexualtrieb bei Männern und Frauen gleichermaßen. Wenn Ihr Sexualtrieb gering ist oder Sie sich sexuell nicht zu aktiv fühlen, sollten Sie Ihre T-Levels überprüfen lassen. Bei Frauen sorgen die hormonellen Veränderungen auch für Stimmungsschwankungen und können Stimmungsschwankungen beeinflussen.

Wie bereits erwähnt, hilft T-Hormon beim Aufbau von Muskelmasse. Es funktioniert auch im Gegenteil. Wenn Sie die geringste Veränderung Ihrer Muskelmasse spüren, sollten Sie dies unbedingt überprüfen, da es schwierig ist, die Muskelmasse wieder aufzubauen, wenn sie einmal verloren hat.

Ein weiteres Zeichen ist Ihre geringe Samenmenge. Wenn Sie also bei einer Ejakulation weniger Spermienproduktion oder weniger Spermien spüren, sollten Sie sicherstellen, dass Ihre Testosteronspiegel überprüft werden.

Eines der ärgerlichsten Probleme ist der Haarausfall. Die Menge der Haarprodukte, die Sie erhalten, oder die Zeit, die Sie Ihrem Haar Öl geben, ist hektisch. Gesichtshaar ist eines der Dinge, auf die ein Mann stolz ist; Es gibt nichts Traurigeres, als das dicke Haar deines Bartes zu verlieren. Glatze ist für das hohe Alter natürlich, aber wenn Sie Gesichts- und Körperbehaarung verlieren, fehlt Ihnen der T-Hormonspiegel.

Eine der anderen Warnungen, die Sie möglicherweise von Ihrem Körper erhalten, ist die niedrigere Knochenmasse.

Wie bereits erwähnt, hilft es, Osteoporose und Knochenverdünnung zu verhindern.

Als weitere Nebenwirkung können Sie erhebliche Stimmungsprobleme verspüren.

Frauen erleben regelmäßig Veränderungen in der Denkweise in den Wechseljahren, wenn der Östrogenspiegel sinkt. Männer mit geringerem T können vergleichbare Manifestationen erleben. Testosteron beeinflusst verschiedene physikalische Methoden im Körper.

Die spezifischeren Symptome eines niedrigen Testosteronspiegels bei Männern und Frauen sind die Folgenden.

Hypogonadismus-Symptome bei Männern

- Verlust von Körperhaaren
- Muskelschäden
- Ungewöhnliche Brustentwicklung
- Vermindertes Wachstum von Penis und Hoden
- Erektile Dysfunktion

- Osteoporose
- Weniger oder fehlender Sexualtrieb
- Unfruchtbarkeit
- Müdigkeit
- Hitzewallungen
- Konzentrationsprobleme

Hypogonadismus-Symptome bei Frauen

- Fehlen des weiblichen Zyklus
- Mäßige oder fehlende Brustentwicklung
- Hitzewallungen
- Verlust von Körperhaaren
- Niedriger oder fehlender Sexualtrieb
- Milchabgabe von den Brüsten

WIE MAN EINEN NIEDRIGEN TESTOSTERONSPIEGEL BEHANDELT

Testosteron-Behandlung ist das häufigste Mittel gegen männlichen Hypogonadismus. Die richtige hängt von der Ursache sowie von Bedenken hinsichtlich der Fruchtbarkeit ab. Die häufigsten sind die Folgenden:

Hormonersatz

Die Testosteronersatztherapie (TRT) bei Jungen stimuliert die Pubertät und Entwicklung, einschließlich des Wachstums von Penis und Hoden, des Wachstums von Schamhaaren und Bart sowie der Zunahme der Muskelmasse. TRT für Jungen umfassen häufig die folgenden Methoden:

- Testosteron Enanthat, Testosteron Cypionat und Testosteron Undecanoat (Aveed) Injektion in die Muskeln.

- Ein Pflaster wird jede Nacht auf Oberschenkel, Oberarm, Bauch oder Rücken aufgetragen.

- Ein Gel, das auf der Schulter oder dem Oberarm, unter jeder Achselhöhle oder auf dem inneren oder vorderen Oberschenkel gerieben wird.

- Eine kittartige Substanz, die dort platziert wird, wo die Oberlippe auf das Zahnfleisch oder die Mundhöhle trifft.

- Gels, die 2 bis 3 mal täglich in jedes Nasenloch gepumpt werden.

- Implantierbare Pellets, die alle 3 bis 6 Monate operativ unter die Haut gelegt werden.

Bei Männern hilft TRT, die Muskelkraft wiederherzustellen und Knochenschwund zu verhindern. Männer, die eine Behandlung erhalten, erleben auch eine erhöhte erektile Funktion, Sexualtrieb, Energie und ein gesteigertes Wohlbefinden. Es stellt auch die Fruchtbarkeit wieder her und stimuliert die Spermienproduktion.

Es wird jedoch nur angewendet, wenn es nicht um Fruchtbarkeit geht. Bei Männern, bei denen es nicht gelungen ist, mit ihrem Partner eine Empfängnis herbeizuführen, kann die assistierte Reproduktionstechnologie hilfreich sein. Die assistierte Reproduktion deckt eine breite Palette von Techniken ab, die Paare bei der Empfängnis unterstützen sollen.

Die Testosteronersatztherapie birgt jedoch verschiedene Risiken, darunter die Folgenden:

- Blutgerinnselbildung in den Venen

- Stimulierung des Wachstums von bereits bestehendem Prostatakrebs.

- Begrenzung der Spermienproduktion

- Brustvergrößerung

- Stimulierung des nicht-kanzerösen Prostatawachstums der Prostata

- Schlafapnoe

- Erhöht das Risiko eines Herzinfarkts

Damit ist die Anregung der Testosteronproduktion auf natürliche Weise die beste Lösung bei Hypogonadismus.

Wichtige Erkenntnisse:

- Männer unter 40 Jahren können Symptome eines niedrigen Testosteronspiegels aufweisen, wenn die Gesamtmenge ihres T-Hormons unter 400 ng/dl fällt.

- Männer zwischen 40 und 90 Jahren zeigen Symptome eines niedrigen Testosteronspiegels, wenn die Gesamtmenge ihres T-Hormons unter 300 ng/dl fällt.

- Die gesündesten Männer haben Testosteronspiegel zwischen 400 und 600 ng/dl, was wir als „normalen" Bereich bezeichnen.

- Altern ist die häufigste Ursache für einen niedrigen Testosteronspiegel.

- Der Testosteronspiegel ist im Alter von etwa 20 Jahren am höchsten und nimmt dann langsam ab.

- Jährlich sinkt der T-Hormonspiegel bei Männern mittleren Alters zwischen 30 und 50 Jahren und älteren Männern um 1 Prozent.

- Hodenversagen ist die Hauptursache für Andropause oder „Wechseljahre bei Männern".

- Hypothalamus- oder Hypophysenprobleme sind die sekundäre Ursache für Hypogonadismus.

- Bei Männern sind Hypogonadismus-Symptome wie Haarausfall, Muskelschäden, ungewöhnliche Brustentwicklung, verringertes Wachstum von Penis und Hoden sowie erektile Dysfunktion. Osteoporose, weniger oder fehlender Sexualtrieb, Unfruchtbarkeit, Müdigkeit, Hitzewallungen und Konzentrationsstörungen.

- Hypogonadismus kann mit einer Testosteronersatztherapie (TRT) behandelt werden. Diese Lösung birgt jedoch bestimmte Risiken, darunter die Bildung von Blutgerinnseln in den Venen, die Stimulierung des Wachstums von vorbestehendem Prostatakrebs, die Begrenzung der Spermienproduktion, die Brustvergrößerung und die Förderung des Wachstums der nicht krebsartigen

Prostata. Schlafapnoe und erhöhen das Risiko eines Herzinfarkts.

Kapitel 4 – Gewohnheiten, die den Testosteronspiegel senken

Abgesehen von den natürlichen Ursachen für Testosteronabbau, Alterung, Hodenversagen und Hypothalamus- oder Hypophysenproblemen beeinflusst Ihr Lebensstil die Produktion des männlichen Hormons dramatisch. Welche Gewohnheiten sabotieren Ihre Männlichkeit?

Mangel an ausreichendem Schlaf

Die meisten Menschen bekommen heutzutage nicht genug Schlaf, was einer der Hauptfaktoren ist, die die Testosteronproduktion bei Männern beeinflussen. Studien belegen, dass der Körper fast das gesamte T produziert, das er während des Schlafens für den Tag benötigt. Der erhöhte Testosteronspiegel in der Nacht ist einer der Hauptgründe, warum Männer mit „Morgenlatte" aufwachen. In der Tat bedeutet konsequentes Aufwachen, bei dem Sie „hart" sind, dass Sie eine gesunde Menge des männlichen Hormons haben.

Wenn Ihnen der Schlaf entzogen ist, kann Ihr Körper T nicht so effektiv oder effizient produzieren. Eine Studie ergab, dass junge Männer, die völlig ausgeruht sind, einen höheren T-Hormonspiegel haben als Männer, die 1 Woche lang jede Nacht weniger als 5 Stunden schlafen. Die Menge an Testosteron bei Männern, denen es an ausreichender Ruhe mangelt, sank um 10 bis 15 Prozent.

Genug Schlaf hilft auch dabei, Cortisol zu regulieren, ein Stresshormon, das den T-Hormonspiegel im Blut in hohen Mengen senkt. Ausreichende Ruhezeiten bei jeglicher Form von Stress sind besonders wichtig, da sie den Cortisolspiegel erheblich erhöhen und die T-Produktion stören.

UNGEMANAGTER STRESS

Kurzfristige und chronische Langzeitstress kann die T-Hormon-Produktion auf zwei Arten beeinträchtigen. Erstens stimuliert psychischer und physischer Stress die vermehrte

Sekretion von Cortisol aus der Nebennierenrinde, wodurch die Rolle des Hypothalamus und der Hoden bei der T-Hormonproduktion unterdrückt wird.

Zweitens erfordert die Cortisolsynthese Cholesterin, ein Molekül, das auch für die Testosteronbiosynthese von entscheidender Bedeutung ist. Wenn Stresshormone in die Höhe schnellen, verwendet der Körper mehr Cholesterin zur Herstellung von Cortisol als T-Hormon.

Zu geringe Fettaufnahme durch die Nahrung

Die Fähigkeit Ihres Körpers, männliches Hormon effizient zu produzieren, hängt wesentlich von Ihrer Nahrungsfettaufnahme ab. Fett enthält Cholesterin. Wie bereits erwähnt, ist dieses Molekül für die Testosteronproduktion von entscheidender Bedeutung.

Tatsächlich wandelt sich Cholesterin aus Fett in Steroidhormone, Testosteron und Östrogen um. Wenn Sie weniger als 20 Prozent der Kalorien aus Fett zu sich nehmen, wird Ihre Testosteronproduktion eingeschränkt. Genügend GESUNDE Fette zu essen ist wichtig, um nicht nur T, sondern auch andere Hormone zu produzieren.

FALSCHE DIÄTETISCHE AUFNAHME

Ihre Nahrungsaufnahme beeinflusst die männliche Hormonproduktion erheblich. Wie bereits erwähnt, hängt Ihr Testosteronspiegel dramatisch vom aktiven oder freien T-Hormon im Blut ab, das Ihr Körper leicht verwerten kann.

Aktives oder freies Testosteron in Ihrem Blut wandert zu Ihren Muskelzellen und anderen Geweben. In einigen Geweben, wie z. B. Gehirn- und Fettzellen, kann Ihr Körper je nach Nährstoffaufnahme Fett in das weibliche Hormon Östrogen umwandeln. Wenn Ihre Ernährung eine übermäßige Östrogenproduktion anregt, kann dies zu einer Fettzunahme führen, die die T-Produktion weiter hemmt, indem sie die Hirnhormone senkt.

Kohlenhydrate

Wie bereits erwähnt, benötigt der Körper ausreichende Mengen an Kalorien für die Testosteronproduktion. Wenn Sie nicht genügend Kalorien aus Kohlenhydraten zu sich nehmen, werden die vom Hypothalamus an die Hypophyse abgegebenen Botenhormone reduziert, die die Testosteronproduktion in den Hoden regulieren, was zu einem Rückgang der männlichen Hormone führt. Sie müssen die richtige Menge an Kalorien zu sich nehmen, um den Testosteronanstieg und das Muskelwachstum zu unterstützen, ohne Körperfett hinzuzufügen.

Protein

Überrascht? Während viele Gesundheitsexperten die Bedeutung von Eiweiß predigen, machen Sie keinen Fehler, ist es entscheidend, ausreichende Mengen zu erhalten, wenn Sie Ihre Testosteronproduktion steigern möchten. Untersuchungen zeigen, dass der Verzehr von mehr Eiweiß als Kohlenhydraten den T-Hormonspiegel senken und den Cortisolspiegel erhöhen kann.

Mehrfach ungesättigtes Fett

Ich habe bereits erwähnt, dass Sie eine erhebliche Menge an Fett zu sich nehmen müssen, um die Testosteronproduktion zu steigern. Sie sollten Ihren Körper jedoch nicht mit mehrfach ungesättigten Fetten überladen, da diese den T-Hormonspiegel senken.

ZU VIEL KOFFEIN

Zu viele Tassen Kaffee erhöhen den Cortisolspiegel, was Sie inzwischen zu genau wissen, und verringern die Produktion des männlichen Hormons. Darüber hinaus beeinträchtigen koffeinhaltige Getränke Ihren Schlafplan, was auch den Testosteronspiegel senkt, da der Körper das T-Hormon nicht effizient ausschütten und den Cortisolspiegel nicht regulieren kann.

ZU VIEL ALKOHOLISCHES GETRÄNK

Schlagen Sie nicht zu fest auf die Flasche. Alkohol beeinflusst die Teile der Hypothalamus-Hypophysen-Gonaden-Achse (HPG), einem endokrinen Hormon- und Drüsensystem, das an der Testosteronproduktion beteiligt ist. Alkoholkonsum senkt den T-Hormonspiegel auf verschiedene Weise.

- Eine der Zutaten für die Herstellung von Bier, der Hopfen, ist Östrogen, das das männliche Sexualhormon T in das weibliche Sexualhormon Östrogen umwandelt.

- Der Ethanolstoffwechsel senkt die Menge eines bestimmten Coenzyms, das für die Produktion von Androgenen, einschließlich Testosteron, von entscheidender Bedeutung ist.

- Alkohol stimuliert die Endorphinproduktion, was sich negativ auf die T-Synthese auswirkt.

- Alkoholische Getränke schädigen die Zellen der Hoden, dem Hauptproduzenten von Testosteron.
- Die Kombination von Cortisol und Alkohol zerstört das zirkulierende Testosteron.

AUSSETZUNG GEGENÜBER T-SENKENDEN CHEMIKALIEN

Die bei Ihnen zu Hause häufig vorkommenden Chemikalien können den Testosteronspiegel schädigen. Diese Verbindungen werden von Endokrinologen als „endokrine Disruptoren" bezeichnet, die Ihr Hormonsystem stören und verschiedene Probleme wie Lernschwierigkeiten und Gewichtszunahme verursachen.

Xenoestrogene

Sie müssen sich vor diesem bestimmten endokrinen Disruptor in Acht nehmen. Xenoestrogene sind Chemikalien, die Östrogen im Körper imitieren. Wenn Ihr Körper zu viel Östrogen-imitierender Chemikalie ausgesetzt ist, sinkt die männliche Hormonproduktion erheblich.

Einige Endokrinologen vermuten, dass Xenoöstrogene der Grund dafür sind, dass Männer heute einen niedrigeren T-Spiegel haben als im letzten Jahrzehnt. Darüber hinaus fordern die Ärzte, dass werdende Mütter diese Chemikalien während der Schwangerschaft meiden sollten, um Hypospadie zu vermeiden, eine angeborene Behinderung bei männlichen Babys, bei denen sich die Penisöffnung an der Unterseite und nicht an der Spitze befindet.

LEBENSMITTEL, DIE TESTOSTERON ABTÖTEN

Sojabasierte Lebensmittel

Getreide, Backwaren, Snacks, Salat, Dressings, Mayonnaise, alle verarbeiteten Lebensmittel, kommerzielle Milch, Käse und Joghurt und Zucker zerkleinern Ihr Testosteron. Diese Lebensmittel sind auf die eine oder andere Weise mit Soja sowie Hormonen kontaminiert. Dies bedeutet jedoch nicht, dass Sie Milchprodukte meiden sollten. Stellen Sie nur sicher, dass Sie Bio-Produkte und solche kaufen, die aus Quellen stammen, aus denen sie ihren Tieren keine östrogenen Hormone injizieren.

DEN MYTHOS VON STEROIDEN UND DROGEN ZERSTÖREN

Die Popularität der Verwendung von Steroid, Testosteronersatztherapie und Testosteronergänzungsmitteln zur Steigerung der männlichen Hormonproduktion steigt. Jeder Mann möchte schneller männlicher werden! Aber funktionieren diese Lösungen wirklich??

Fettabbau

Männer mit natürlich höherem Testosteronspiegel sind im Verhältnis zum Körperfettanteil schlanker, auch wenn eine Schwankung des männlichen Hormons von etwa 100 bis 200 ng/dl vorliegt. Studien zeigen jedoch, dass die Fettmasse anstieg, wenn der T-Spiegel um mehr als 200 ng/dl abnahm. Wenn beispielsweise der durchschnittliche Bereich eines Mannes von 600 auf etwa 300 ng/dl abfiel, stieg das Körperfett auf etwa 36 Prozent. Nur die Erhöhung Ihres Testosterons ist nützlich, wenn Sie nur überschüssiges Körperfett loswerden möchten. Aber was ist mit denen, die breiter und robuster sein wollen?

Muskelwachstum und -stärke

Der Gebrauch von Medikamenten erhöht in der Tat den Testosteronspiegel dramatisch und niemand kann über die starken Auswirkungen von Steroiden auf die Fettverbrennung und den Muskelaufbau streiten. Was die meisten Menschen jedoch nicht wissen, ist, dass eine **Erhöhung des T-Hormonspiegels im gesunden Bereich nicht zum Muskelwachstum beiträgt.**

Verschiedene Forschungen und Studien zeigen, dass die Erhöhung Ihres männlichen **Hormons mit anabolen Steroiden und Medikamenten nicht zu einem**

schockierenden Muskelaufbau führt. Der einzige Weg, wie der Testosteronspiegel signifikant ansteigen wird, ist die Muskelmasse und -stärke, auch wenn Sie Ihrem Regime keine Bewegung hinzufügen, wenn die Menge den höchsten natürlichen Bereich um etwa 20 bis 30 Prozent überschreitet, ungefähr 1.200 ng/dl . Wie bereits erwähnt, verursachen übermäßige Mengen des ultimativen männlichen Hormons auf lange Sicht verschiedene schädliche Wirkungen. Sie werden dafür einen hohen Preis zahlen – für Ihre Gesundheit.

Unterm Strich haben kleine Schwankungen Ihres Testosteronspiegels keinen Einfluss auf Ihre Muskelmasse und -stärke, es sei denn, Sie gehen auf beide, entweder außergewöhnlich hoch oder enorm niedrig. Darüber hinaus beeinflussen verschiedene Faktoren wie Trainingsverlauf, Genetik, Trainingsprogrammierung, Ernährung usw. das Muskelwachstum und die Muskelkraft. Daher reicht es nicht aus, nur den T-Spiegel mit Medikamenten und anabolen Steroiden zu erhöhen, um männlicher auszusehen.

Wenn Sie Ihr ultimatives männliches Hormon für größere Muskeln erhöhen, müssen Sie sich bewegen und trainieren. Ohne Schweißausbrüche kann man keinen muskulösen Körper erreichen.

Wichtige Erkenntnisse:

- Ihr Lebensstil und Ihre Gewohnheiten beeinflussen die Produktion des ultimativen männlichen Hormons dramatisch.

- Der Körper stellt fast das gesamte T für den Tag während des Schlafens bereit, sodass unzureichender Schlaf Ihre Männlichkeit tötet.

- Männer, die weniger als 5 Stunden pro Woche schlafen, sind weniger männlich.

- Der Schlaf reguliert auch das Stresshormon Cortisol, das der Körper im Laufe des Tages abgibt, um den Herausforderungen und Anforderungen gerecht zu werden.

- Ein hoher Cortisolspiegel senkt die T-Produktion erheblich.

- Stress erhöht den Cortisolspiegel, der Ihr Testosteron abtötet.

- Fett ist eine wichtige Cholesterinquelle, die Bausteine für Testosteron. Wenn Sie weniger als 20 Prozent der Kalorien aus Fett zu sich nehmen, sabotieren Sie Ihre Mannhormone.

- Wenn Sie mehr Eiweiß als Kohlenhydrate zu sich nehmen, kann dies den T-Hormonspiegel senken und den Cortisolspiegel erhöhen.

- Mehrfach ungesättigtes Fett senkt das ultimative männliche Hormon.

- Zu viel Koffein stört Ihren Schlaf und erhöht den Cortisolspiegel, Feinde Ihres Testosterons.

- Alkohol beeinflusst die Teile der Hypothalamus-Hypophysen-Gonaden-Achse (HPG), einem endokrinen Hormon- und Drüsensystem, das an der Testosteronproduktion beteiligt ist.

- Alkoholische Getränke enthalten östrogene Inhaltsstoffe, die das männliche Sexualhormon T in das weibliche Sexualhormon Östrogen umwandeln.

- Diese Chemikalien werden von Endokrinologen als „endokrine Disruptoren" bezeichnet, die Ihr Hormonsystem stören. Xenoestrogene sind Chemikalien, die Östrogen im Körper imitieren. Wenn Ihr Körper zu viel Östrogen-imitierender Chemikalie ausgesetzt ist, sinkt die männliche Hormonproduktion erheblich.

- Lebensmittel auf Sojabasis töten das ultimative männliche Hormon.

- Wenn Ihr durchschnittlicher T-Bereich unter 200 ng/dl fällt, steigt Ihr Körperfett auf etwa 36 Prozent.

- Synthetisches Steroid zur Erhöhung Ihres Testosterons ist ausreichend, wenn Sie nur überschüssiges Körperfett abbauen möchten, aber es hilft Ihnen nicht, Muskeln aufzubauen und zu stärken.

- Die bloße Erhöhung des T-Hormonspiegels im gesunden Bereich mit synthetischen Steroiden und Arzneimitteln hilft nicht beim Muskelwachstum, es sei denn, die Menge übersteigt den höchsten natürlichen Bereich um etwa 20 bis 30 Prozent, etwa 1.200 ng/dl, was verschiedene schädliche Auswirkungen hat auf lange Sicht.

- Nur eine Erhöhung Ihres T-Spiegels mit Medikamenten und anabolen Steroiden hilft Ihnen nicht, männlicher auszusehen, da verschiedene Faktoren wie Trainingsverlauf, Genetik, Trainingsprogrammierung, Ernährung usw. das Muskelwachstum und die Muskelkraft beeinflussen.

Kapitel 5 - Wie Sie Ihr Testosteron auf natürliche Weise steigern können

Steigern Sie Ihre Testosteronproduktion, ohne auf die Einnahme von Medikamenten und anabolen Steroiden zurückgreifen zu müssen. Der Teufel steckt jedoch im Detail. Hier, was Sie genau tun müssen, um Ihr männliches Hormon effizient zu steigern.

Ausreichend Ruhe finden

Nur 3 bis 5 Stunden nachts zu schlafen, ist ein Testosteron-Killer! Schlafen Sie jede Nacht etwa 8 bis 9 Stunden lang so viel wie möglich. Gehen Sie früh ins Bett und sparen Sie sich die Zeit, die Sie mit sinnlosem Surfen im Internet verschwendet hätten.

Führen Sie außerdem die folgenden Schritte aus, um die Schlafqualität zu verbessern:

- Reduzieren Sie Ihre Exposition gegenüber blauem Licht.

- Reduzieren Sie Ihren Koffeinkonsum.

- Genießen Sie vor dem Schlafengehen eine warme Duschen.

ENTSPANNEN

Stress erhöht den Cortisolspiegel in Ihrem Körper. Hohe Spiegel dieses Stresshormons wirken sich umgekehrt auf Ihren Testosteronspiegel aus. Verschiedene Studien zeigen, dass die Menge an freiem T-Hormon im Blut abnimmt, wenn der Cortisolspiegel hoch ist. Hier sind einige Möglichkeiten, wie Sie Stress bekämpfen können.

- Entspannungsübungen und Meditation sind sehr effektiv, um Cortisol zu reduzieren und das T-Hormon zu erhöhen

- Wenn Sie in der Natur wandern oder im Wald spazieren gehen, sinkt der Cortisolspiegel bei vielen Menschen erheblich.

- Adaptogene Kräuter wie Shilajit, Ashwagandha, Rhodiola Rosea usw. senken das Cortisol und erhöhen gleichzeitig das Testosteron, indem sie dem Nebennieren-System helfen, die Hormone zu regulieren.

- Vitamin C reduziert die Cortisolsekretion während des Stresses und lindert die schädlichen Wirkungen von Stresshormonen.

- Übungen mit geringer Intensität bauen Stress ab. Vermeiden Sie intensive körperliche Anstrengungen, da diese den Cortisolspiegel erhöhen.

- Nehmen Sie ausreichend Kohlenhydrate zu sich. Eine kohlenhydratarme Diät während des Stresses erhöht die Cortisolsekretion, da der Körper nicht genügend Glukose, seine primäre Energiequelle, erhält. Wenn Sie nicht die richtige Menge an Kohlenhydraten zu sich nehmen, belastet dies den Körper aufgrund einer geringen Kraftstoffquelle zusätzlich.

MEHR EINFACH UND UNGESÄTTIGTES FETT KONSUMIEREN

Vermeiden Sie mehrfach ungesättigte Fette (PUFAs), die hauptsächlich in pflanzlichen Lebensmitteln und Ölen enthalten sind. Sie sollten Lachs und andere fette Fische meiden, da sie reich an Omega-3-Fettsäuren sind, die die wirksamste Form von mehrfach ungesättigten Fetten sind.

PUFAs sind bei Raumtemperatur flüssig, wie Margarine, Fischöl, Baumwollsamenöl, Sonnenblumenkernöl, Canolaöl und Sojaöl. Eine erhöhte Aufnahme dieser Öle unterdrückt die männliche Hormonproduktion. Transfett senkt auch den Testosteronspiegel, so dass Sie auch Lebensmittel mit diesem Fett vermeiden müssen.

Einfach ungesättigtes Fett (MUFAs)

Diese Fette sind auch bei Raumtemperatur flüssig, wie z.B. natives Olivenöl extra und Arganöl. Andere Quellen für MUFAs sind Avocado, Nüsse und Samen.

Gesättigte Fettsäuren (SFAs)

Diese Arten von Fetten sind bei Raumtemperatur hart, wie sie in Milchprodukten, rotem Fleisch, Palmöl, Kakaobutter, Schmalz, Kokosöl und Butter vorkommen.

MUFAs und SFAs erhöht den Testosteronspiegel

Untersuchungen zeigen, dass der T-Spiegel sinkt, wenn eine Person eine fettarme Ernährung zu sich nimmt. Männer, die sich fettarm und reich an PUFAs ernähren, neigen dazu, signifikant niedrigere männliche Hormone zu haben.

Wie viel Fett sollte ich zu mir nehmen?

Habe ich einen höheren Testosteronspiegel, wenn ich mehr Fett esse? NEIN. Sie müssen auch genügend Kohlenhydrate und Eiweiß zu sich nehmen. Die optimale

Nahrungsfettaufnahme für eine effiziente männliche Hormonproduktion liegt zwischen 25 und 40 Prozent Ihres täglichen Kalorienbedarfs.

Wenn Sie Ihre PUFA-Aufnahme reduzieren können, können Sie Ihren Fettkonsum auf 25 Prozent senken und trotzdem Ihren Testosteronspiegel hoch halten. Wenn Sie jedoch mehrfach ungesättigtes Fett konsumieren, ist es besser, 30 bis 40 Prozent Ihres gesamten Kalorienbedarfs aus Fett zu sich zu nehmen.

Es ist wichtig, dass Sie 40 Prozent nicht überschreiten, da Sie Platz für Eiweiß und Kohlenhydrate schaffen müssen.

Darüber hinaus hilft der Verzehr ausreichender Mengen an Fett Ihnen, sich von körperlichen Anstrengungen zu erholen. Ein geringer Fettkonsum beeinträchtigt Ihre Erholung von körperlicher Anstrengung, selbst bei mäßiger Intensität.

VERZEHR DER RICHTIGEN MENGE AN KOHLENHYDRATEN UND PROTEINEN

Wir haben uns gerade die richtige Menge an Fett angeschaut. Der nächste Schritt ist die richtige Menge an Protein und Kohlenhydraten.

Wie viel soll ich essen?

Verbrauchen Sie mindestens 2 Gramm Kohlenhydrate und mindestens 1 Gramm Protein pro 1 Pfund Körpergewicht pro Tag, wobei Sie das Verhältnis von Kohlenhydraten und Protein bei 2:1 halten.

Stellen Sie sicher, dass Sie Ihr Protein aus tierischen Quellen beziehen, da ein Veganer einen niedrigen T-Hormonspiegel verursacht. Stellen Sie auch sicher, dass Sie genügend raffinierte Kohlenhydrate erhalten, da ein hoher Fasergehalt dazu neigt, Testosteron zu reduzieren. Natürlich wählen Sie die gesunde Art von raffinierten Kohlenhydraten wie weißem

Reis und Weizencreme. Vermeiden Sie immer verarbeitete Lebensmittel.

REDUZIERUNG DER KOFFEINZUFUHR

Sie müssen nicht eine Tasse Kaffee in Ihrer Ernährung eliminieren. Tatsächlich können Sie sich auf 200 Milligramm Koffein beschränken, etwa 2 Tassen Kaffee pro Tag. Studien zeigen, dass Koffein hilft, den Testosteronspiegel zu erhöhen.

Überschreiten Sie jedoch nicht die empfohlene Tagesmenge. Zu viel Kaffee erhöht den Cortisolspiegel im Körper, der das männliche Hormon abtötet.

REDUZIERUNG DES ALKOHOLKONSUMS

Eine moderate Menge, etwa 1 ½ Gläser Rotwein, senken T um 7 Prozent. Obwohl zu viel Alkohol Testosteron abtötet, erhöht eine niedrige Dosierung, etwa 0,5 Gramm pro

Kilogramm Alkohol oder 10% Gewicht pro Volumen, das T-Hormon tatsächlich leicht.

Eine Studie berichtet jedoch, dass 1 Gramm pro Kilogramm Alkohol, etwa ein ½ Glas Wodka für die meisten Männer, nach dem Training genommen, das männliche Hormon um 100 Prozent erhöht hat. Aber das bedeutet nicht, dass Sie Alkohol trinken sollten, bevor Sie trainieren, denn eine Studie ergab, dass das Training mit einem Kater oder Trunkenheit die senkende Wirkung von Alkohol deutlich erhöht.

XENOESTROGENE VERMEIDEN

Diese Chemikalien sind reichlich vorhanden. Vermeiden Sie Produkte, die Xenoestrogene enthalten, so weit wie möglich, einschließlich der Folgenden:

- Kunststoffbehälter, die Phthalate enthalten, sowie Lebensmittel, die in Kunststoffbehältern gelagert oder erwärmt werden. Bewahren Sie Ihre Lebensmittel in Glaswaren auf.

- Benzin und Pestizide – waschen Sie Ihre Hände nach dem Kontakt damit.

- Bisphenol A (BPA) enthaltende Produkte, wie Kunststoffe, die in Wasserflaschen verwendet werden, und mit Epoxidharzen beschichtete Produkte, wie Getränke- und Lebensmitteldosen.

Neben der Vermeidung der oben genannten Produkte sollten Sie auch Folgendes tun:

- Wählen Sie Bio-Lebensmittel. Wie bereits erwähnt, enthalten Pestizide Xenoestrogene. Wenn Ihr Budget es Ihnen nicht erlaubt, sich Bio zu leisten, waschen Sie Ihr Gemüse und Obst immer gründlich, bevor Sie es verzehren. Außerdem finden Sie Fleisch und tierische Produkte von Tieren, die nicht mit Hormonen behandelt wurden.

- Verwenden Sie biologische Badeprodukte. Die meisten Pflegeprodukte enthalten heute, etwa 75 Prozent, Parabene, eine Art Xenoöstrogen. Verwenden Sie parabenfreie, natürliche Produkte.

AUF INS FITNESSSTUDIO

Bewegung hilft, das männliche Hormon auf zwei Arten zu stärken. Zuerst hilft es, Körperfett zu reduzieren und die Muskelmasse zu erhöhen. Wie bereits erwähnt, wandelt Fett Testosteron in Östrogen um, so dass je weniger Fett Sie haben, desto höher ist Ihr T-Hormon.

Zweitens stimulieren die spezifischen Arten der Übung unten tatsächlich den Körper, mehr Testosteron zu produzieren.

Gewichte heben

Sie müssen anfangen, Gewichte zu heben – schwere Gewichte! Hier ist die beste Routine zum Gewichtheben, um die Produktion Ihres männlichen Hormons zu maximieren.

- Machen Sie Verbundlifte, wie Schulterpresse, Kreuzheben, Bankdrücken und Kniebeugen, Ihre wichtigsten Lifter. Durch das Training der großen Muskelgruppen wird das T-Hormon erhöht.

- Verwenden Sie ein Trainingsvolumen nach den Sätzen x Wiederholungen x Gewichtsformel. Studien deuten darauf hin, dass ein höheres Volumen zu einer höheren Testosteronproduktion führt.

- Drängen Sie sich nicht für alle Ihre Sets zum Scheitern. Es ist in Ordnung, dies bei Ihrem allerletzten Satz zu tun.

- Ruhezeit von mehr als 1 Minute und weniger als 2 Minuten zwischen den Sätzen.

High-Intensity Intervalltraining (HIIT)

Studien zeigen, dass HIIT-Trainingseinheiten oder wiederholte intensive Übungen, gefolgt von einer weniger intensiven Erholungsphase, die männliche Hormonproduktion ankurbeln sowie den Fettstoffwechsel, die Muskelkraft und die Kondition verbessern.

Es gibt verschiedene HIIT-Workouts, aber das einfachste ist eine einfache Windsprint-Routine. Sie können beispielsweise

20 Yards lang sprinten und sich etwa 1 Minute lang ausruhen, wobei Sie 20 Sätze sprinten und sich ausruhen.

Übertrainieren Sie nicht!

Ebenso wichtig wie die richtigen Übungen ist es, Ihrem Körper die Möglichkeit zu geben, sich auszuruhen und zu erholen. Bis zur Erschöpfung trainieren reduziert das männliche Hormon erheblich. Wie bereits erwähnt, setzen Trainingseinheiten Cortisolspiegel frei, wodurch der Testosteronspiegel gesenkt wird.

Ruhen Sie sich mindestens 2 Tage pro Woche aus - trainieren Sie an diesen Tagen nicht intensiv. Die Anzahl der Ruhetage hängt jedoch von der Intensität Ihres Trainings ab. Gönnen Sie sich bei Bedarf mehr Ruhezeit.

Während Ihrer Ruhetage können Sie eine leichte Wanderung oder einen Spaziergang unternehmen. Dies ist auch eine hervorragende Möglichkeit, um Stress abzubauen.

AB INS BETT

Sie wissen, dass Testosteron den Sexualtrieb erhöht. Der angenehmste Weg, den Testosteronspiegel zu steigern, ist jedoch die regelmäßige sexuelle Aktivität. Dies funktioniert sowohl für Männer als auch für Frauen. Bei Frauen ist es das T-Hormon, das sie dazu bringt, sich nach Penetration zu sehnen. Eine Studie zeigt, dass Männer und Frauen nach sexueller Aktivität einen höheren T-Spiegel haben.

Die Gerüchte, dass zu viel Sex und Masturbation Testosteron verringern, sind einfach falsch. Sex erhöht jedoch das männliche Hormon um 72 Prozent, während Masturbation die Menge nur um 11 Prozent erhöht.

Darüber hinaus macht ein höherer T-Level Lust auf mehr Sex, was Sie zu einer positiven Schleife bringt.

KALTE DUSCHEN NEHMEN

Viele Männer sehen es als einfachen Mythos an, die Eier kalt zu halten. Verschiedene Studien an Menschen und Tieren zeigen jedoch, dass die Hoden bei etwa 87 bis 96 Grad Fahrenheit eine bessere Leistung erbringen. Höhere Temperaturen wirken sich negativ auf die Spermatogenese, DNA-Synthese und Testosteronproduktion aus.

Darüber hinaus zeigen andere Untersuchungen, dass die Beweglichkeit, Qualität und das Volumen der Spermien in den kalten Monaten höher sind. Dieselben Hormone, die für die Spermatogenese verantwortlich sind, Luteinisierendes Hormon (LH) und Follikelstimulierendes Hormon (FSH), sind auch für die Testosteronsynthese verantwortlich, sodass ein Zusammenhang besteht.

Abgesehen davon, dass Sie täglich kalt duschen, möchten Sie vielleicht lockere Boxershorts tragen und nackt schlafen, um Ihre Hoden kühl zu halten.

Abgesehen davon, dass die Hoden kühl bleiben, verbessert eine kalte Dusche auch die Qualität Ihres Schlafs, was auch für die Testosteronproduktion von entscheidender Bedeutung ist, da der Körper das männliche Hormon produziert, das er für den Tag benötigt, an dem Sie schlafen.

BREIT WERDEN MIT DIESEN PRODUKTEN

So wichtig es auch ist, Testosteron-Killer zu vermeiden, ist es auch wichtig zu wissen, was Sie in Ihren Körper stecken müssen, um manueller zu werden. Hier finden Sie die richtigen Lebensmittel und Nahrungsergänzungsmittel, die die Fähigkeit unseres Körpers optimieren, Testosteron zu produzieren.

30 Lebensmittel, die den Testosteronspiegel erhöhen

1. Trauben

Chinesische Forscher zeigten, dass 500 Milligramm Trauben, etwa 5 bis 10 Gramm Traubenschale, den männlichen Hormonspiegel erhöhen und die Schwimmfähigkeit der Spermien verbessern. Das Resveratrol in der Traubenschale macht Sie männlicher.

2. Thunfisch

Eine Dose Thunfisch versorgt den Körper mit 100 Prozent der empfohlenen Tagesdosis an Vitamin D, das das T-Hormon um bis zu 90 Prozent erhöht.

3. Granatapfel

Untersuchungen zeigen, dass ein Glas Granatapfelsaft den Sexualtrieb um bis zu 47 Prozent verbessert.

4. Reh

Eine fleischlose Ernährung senkt den T-Spiegel um 14 Prozent. Eine Ernährung, die reich an gesättigten Fettsäuren ist und in Lamm- und Rindfleisch vorkommt, kann jedoch auch Testosteron reduzieren. Nehmen Sie in den Mittelweg: Reh.

5. Knoblauch

Allicin, eine Verbindung im Knoblauch, reduziert Cortisol, ein Stresshormon, und erhöht so den Testosteronspiegel. Jede Nelke ist stärker, wenn sie roh eingenommen wird anstatt gekocht.

6. Honig

Bor, ein Spurenelement im Honig, ist für die Verwendung von Testosteron, Östrogen und Vitamin D im Körper von Bedeutung und erhöht Magnesium, ein weiteres Mineral, das für die T-Hormonproduktion lebenswichtig ist. Die süße Flüssigkeit ist auch reich an Stickoxid, das die Blutgefäße für eine bessere Erektionsfähigkeit öffnet.

7. Milch

Die Aminosäuren in der Milch erhöhen die anabole Hormonproduktion, die Fett abbauen und Muskeln aufbauen.

8. Eier

Das in Eigelb enthaltene Cholesterin stimuliert die T-Produktion. Sie enthalten auch Omega-3-Fettsäuren, Vitamin D und gesättigte Fettsäuren, die alle für die männliche Hormonproduktion entscheidend sind.

9. Kohl

Das Kreuzblütlergemüse ist reich an Indol-3-Carbinol, das Östrogen oder das weibliche Hormon ausspült. Die

Forschung zeigt, dass der Konsum von 500 Gramm für 7 Tage die Hälfte des Östrogens bei Männern ausspült und die T-Hormonproduktion effizienter macht.

10. Spargel

Die Speere sind aphrodisierend. Sie enthalten Vitamin E, Kalium und Folsäure, die für die T-Produktion unerlässlich sind.

11. Bananen

Die Frucht hilft, den Testosteronspiegel durch das Enzym Bromelain zu erhöhen. Sie sind auch eine ausgezeichnete Quelle für langsam freisetzende Energie, perfekt für eine leidenschaftliche Nacht.

12. Wassermelone

Die erfrischende Frucht enthält Citrullin, eine Aminosäure, die der Körper in Arginin umwandelt, was die Durchblutung erhöht.

13. Ginseng

Untersuchungen im Jahr 2002 ergaben, dass koreanischer roter Ginseng hilft, Erektionsstörungen um bis zu 60 Prozent zu verbessern.

14. Mandeln

Eine Handvoll dieser Nüsse ist eine reiche Zinkquelle, die Testosteron stärkt und die Libido erhöht. Das Mineral erhöht den Sexualtrieb von Männern und Frauen.

15. Austern

Der Meeresfrüchte-Genuss ist die am häufigsten vorkommende Zinkquelle.

16. Haferbrei

Er enthalten nicht nur Zink, sondern auch L-Arginin und B-Vitamine, die die sexuelle Leistungsfähigkeit steigern.

17. Zitrusfrüchte

Diese Früchte senken den Cortisolspiegel im Körper und erhöhen das Testosteron. Sie enthalten auch Vitamin A, das für die T-Produktion unerlässlich ist und auch das weibliche Hormon Östrogen reduziert.

18. Spinat

Das grüne Blattgrün senkt die Östrogenmenge. Sie sind auch reich an Vitamin C, E und Magnesium, die alle Testosteronbausteine sind.

19. Wildlachs

Abgesehen von hohen Anteilen an Omega-3-Fettsäuren, Vitamin B und Magnesium, senkt dieser Fisch den SHBG-Spiegel (Sexualhormon binding globulin), wodurch Testosteron inaktiv wird. Damit haben Sie mehr freies oder aktives T-Hormon.

20. Avocado

Wie bereits erwähnt, müssen Männer gesunde Mengen an einfach ungesättigten Fettsäuren wie Pflanzenölen und Nüssen zu sich nehmen. Avocados sind eine reiche Quelle für MUFAs. Diese Fette senken auch den LDL-Cholesterinspiegel oder das schlechte Cholesterin, neben der Erhöhung des männlichen Hormonspiegels.

21. Thunfisch

Wenn Sie nicht genug Sonnenstrahlen erhalten, dann sollten Sie mehr Thunfisch essen. Dieser ist reich an Vitamin D, das die Testosteronproduktion um bis zu 90 Prozent erhöht. Das Sonnenschein-Vitamin ist auch wichtig, um die Spermienzahl und die Spermienqualität hoch zu halten.

22. Fleisch

Wie bereits erwähnt, tötet eine fleischlose Ernährung Ihr Testosteron. Allerdings sollten Sie nur die richtige Menge konsumieren. Der Verzehr hoher Mengen an gesättigten Fettsäuren senkt auch das T-Hormon. Grasgefüttertes Rindfleisch und Bisonfleisch sind gute Möglichkeiten. Zur Erinnerung: Wählen Sie so oft wie möglich organisch, um zu vermeiden, dass Sie die östrogene Hormone, die in Fleisch gespritzt wurden, zu sich nehmen.

23. Garnelen

Der Verzehr dieser Meeresfrüchte ist ein sicherer Weg, um Ihr Vitamin D zu erhöhen, das mit höheren Testosteronmengen verbunden ist. Darüber hinaus haben Männer und Frauen mit einem hohen Gehalt an diesem

Vitamin im Blut eine stärkere Muskelkraft des unteren und oberen Körpers. Sie können das Sonnenschein-Vitamin auch in Makrele, Sardinen, Lachs, Freilandeiern und Hering erhalten.

24. Kürbiskerne

Untersuchungen zeigen, dass ein niedriger Zinkgehalt mit einem niedrigen Testosteronspiegel verbunden ist. Diese Samen sind eine ausgezeichnete Quelle für das Mineral, das an verschiedenen enzymatischen Reaktionen beteiligt ist, einschließlich der Produktion des männlichen Hormons. Sie können auch mehr von diesem Nährstoff aus Linsen, Cashewkernen, Sesamsamen, Weizenkeimen, Steaks, Hühnern, Truthähnen und Krabben gewinnen.

25. Kokos- und Olivenöl

Kokosöl ist eine reiche Quelle an gesättigten Fettsäuren. Sie können bis zu 10 Prozent Ihrer Kalorien aus diesem Fett beziehen, ohne Ihr Risiko für Herzprobleme zu erhöhen. Schokolade, rotes Palmöl, Lamm, Steak, Vollfettmilch und Butter sind ebenfalls ausgezeichnete Quellen für gesättigte Fettsäuren.

Dieses Fett ist auch eine ausgezeichnete Quelle für MCT-Öl, eine ausgezeichnete Energiequelle, die hilft, den Stoffwechsel zu erhöhen, die Schilddrüsenhormone zu stärken und die kognitive Leistungsfähigkeit zu verbessern.

Wie bereits erwähnt, machen Sie gesunde Mengen an einfach ungesättigten Fettsäuren männlicher und langlebiger. Eine Studie ergab, dass 2 Wochen Olivenöl als primäre Nahrungsfettquelle den T-Spiegel um bis zu 17 Prozent erhöhen.

Darüber hinaus ist dieses gesunde Öl eine ausgezeichnete Quelle für Antioxidantien und hat entzündungshemmende Eigenschaften. Füge 1 bis 2 Esslöffel dieses Fetts zu deinem täglichen Salat hinzu.

26. Weizenkleie

Die ballaststoffreiche Kleie ist eine ausgezeichnete Magnesiumquelle. Forschungen zeigen, dass eine höhere Menge dieses Minerals den T-Spiegel erhöht, besonders wenn Sie HIIT-Übungen machen. Sie können Weizenkleie zu Ihren Proteinshakes, Pfannkuchenteig und Haferflocken hinzufügen. Sie können Ihr Magnesium auch aus Bohnen,

Butter, Erdnussbutter, Sonnenblumenkernen, Haferkleie, Vollkorn, Mandeln und Kakaopulver erhöhen.

27. Ricotta-Käse

Die beste Quelle für Molkenprotein ist dieses Milchprodukt. Molkenprotein ist reich an Aminosäuren, was den Cortisolspiegel im Körper senkt, besonders nach der Erholung vom intensiven Training. Füge Kefir, Joghurt, Milch und Molkenproteinpulver in deine Ernährung ein, um mehr Aminosäuren zu erhalten.

28. Erdbeeren

Die beste Quelle für Vitamin C, Erdbeeren, ist eine ausgezeichnete Quelle für starkes Antioxidans, das den Cortisolspiegel senkt, besonders nach hartem Training.

29. Sellerie

Allein der Duft kann den T-Wert erhöhen! Sie enthalten Androstenon und Androstenol, zwei wichtige Pflanzensterine. Die Namen allein deuten darauf hin, dass sie einen signifikanten Einfluss auf die Produktion und Wirkung von Androgenen haben.

Sie sind auch eine ausgezeichnete Quelle für Flavonoide, von denen einige antiöstrogene Wirkstoffe wie Luteolin und andere natürliche T-Hormon-Booster wie Apigenin sind.

30. Fava-Bohnen

Die Bohnen enthalten L-Dopa, das den Dopaminspiegel im Gehirn erhöht und den T-Spiegel erhöht. L-Dopa erhöht auch das menschliche Wachstumshormon, das mehr Muskeln aufbaut.

31. Brokkoli

Sie enthalten Diindolemethyl (DIM), eine wirksame Antiöstrogenverbindung. DIM verbessert den Östrogenstoffwechsel und ermöglicht eine höhere Produktion von Testosteron.

Andere Lebensmittel, die auch helfen, die Testosteronproduktion zu steigern, sind die Folgenden:

- Kartoffeln. Alle Arten sind eine ausgezeichnete Quelle für glutenfreie Kohlenhydrate.

- Macadamianüsse

- Rindergelatine

- Paranüsse
- Rosinen
- Petersilie
- Ingwer
- Kakao-Rohprodukte
- Echtes Salz
- Arganöl
- Weiße Champignons
- Backpulver
- Rinderhackfleisch, mit Gras gefüttert
- Bio-Hackfleisch
- Blauschimmelkäse
- Dunkle Beeren, wie Acaibeeren, Brombeeren und Heidelbeeren.
- Sorghum
- Zwiebeln

Ergänzungsmittel, die die Testosteronproduktion unterstützen

Wenn Sie ein knappes Budget haben, können Sie Ihren Vitamin- und Mineralstoffbedarf durch die Einnahme von Nahrungsergänzungsmitteln steigern. Hier sind einige Ernährungsverstärker, die nachweislich einen signifikanten positiven Effekt auf den Testosteronspiegel haben.

Vitamin D3

D3 ist kein Vitamin, sondern ein Hormon, das dem Körper erhebliche gesundheitliche Vorteile bietet und für die Testosteronproduktion von entscheidender Bedeutung ist. Es ist der Vorläufer der Vitamin D-Produktion.

Der Körper kann das Sonnenvitamin nicht auf natürliche Weise herstellen. Während der Wintermonate und wenn Sie weniger Zeit im Freien verbringen, sind Sie anfällig für

Vitamin-D-Mangel, der zu einem niedrigen T-Hormonspiegel beiträgt.

Studien zeigen, dass eine einjährige Einnahme von 3332 IE Vitamin D3 den Testosteronspiegel auf 25,2 Prozent erhöht. Wenn Sie dunkelhäutig sind, müssen Sie möglicherweise eine höhere Dosis von etwa 4000 IE einnehmen.

Darüber hinaus können Sie Ihr Vitamin D auch durch UV-Bestrahlung steigern, um das männliche Hormon zu stimulieren.

Zink

Zinkmangel ist nicht häufig. Untersuchungen zeigen, dass 30 mg Zink täglich den Gehalt an aktivem Testosteron im Körper von Männern mit Hypogonadismus erhöhen. Wenn Sie ein gesunder Mann sind, der 19 Jahre und älter ist, müssen Sie nur 11 Milligramm täglich einnehmen, oder Sie müssen es nicht, wenn Sie die empfohlene Tagesmenge einnehmen.

Nicht, dass Sie niemals mehr als die empfohlene Dosierung oder mehr als 40 Milligramm täglich einnehmen sollten, da zu viel Mineral zu Toxizität mit Symptomen von Bauchkrämpfen, Durchfall, Erbrechen, Kopfschmerzen und Übelkeit führen kann.

Magnesium

Ein Mangel an diesem Mineral ist häufiger als Zink. Die empfohlene Tagesdosis dieses Minerals beträgt 420 Milligramm täglich für erwachsene Männer. Um Ihre Testosteronproduktion zu steigern, nehmen Sie 1 Woche lang etwa 750 Milligramm täglich und sehen, wie es geht.

Wichtige Erkenntnisse:

- Ruhen Sie sich jede Nacht 8 bis 9 Stunden aus, um Ihrem Körper zu helfen, den Cortisolspiegel zu regulieren und Testosteron effizient im Schlaf zu produzieren. Das Aufwachen mit einer „Morgenlatte" ist ein sicheres Zeichen dafür, dass Sie männlicher sind, anstatt ihn schlaff vorzufinden.

- Finden Sie Wege, um Stress zu bekämpfen und die Cortisolproduktion zu reduzieren.

- Männer, die eine fettarme Ernährung mit hohem Anteil an mehrfach ungesättigten Fettsäuren (PUFAs) einnehmen, neigen dazu, deutlich niedrigere männliche Hormone zu haben. Verzehren Sie mehr einfach ungesättigten Fettsäuren (MUFAs) und gesättigten Fettsäuren (SFAs).

- Erhalten Sie 25 bis 40 Prozent Ihres täglichen Kalorienbedarfs von MUFAs und SFAs.

- Sie können 25 Prozent Ihres täglichen Kalorienbedarfs aus Fett konsumieren, wenn Sie Ihre PUFA-Aufnahme reduzieren.

- Wenn Sie mehrfach ungesättigtes Fett konsumieren, ist es besser, zwischen 30 und 40 Prozent Ihres gesamten Kalorienbedarfs aus Fett zu essen.

- Überschreiten Sie nicht 40 Prozent Ihres täglichen Kalorienbedarfs aus Fett, da Sie Platz für Proteine und Kohlenhydrate schaffen müssen.

- Das effektive Verhältnis von Kohlenhydraten und Proteinen zur Steigerung des Testosterons beträgt

2:1. Nehmen Sie mindestens 2 Gramm Kohlenhydrate und nicht mehr und nicht weniger als 1 Gramm Protein pro 1 Pfund Ihres Körpergewichts jeden Tag zu sich.

- Koffein hilft, den Testosteronspiegel zu erhöhen. Begrenzen Sie allerdings die Aufnahme von 200 Milligramm Koffein, etwa 2 Tassen Kaffee pro Tag. Mehr als dieser Wert wird Ihre Männlichkeit töten.

- Ungefähr 0,5 Gramm pro Kilogramm Alkohol oder 10% Gewicht pro Volumen, erhöhen tatsächlich das T-Hormon leicht. Eine höhere Dosierung sabotiert Ihren T-Wert.

- Ein Gramm pro Kilogramm Alkohol, etwa 1/2 Glas Wodka für die meisten Männer, nach dem Training genommen, erhöhte das männliche Hormon um 100 Prozent. Machen Sie jedoch keinen Sport mit einem Kater oder Trunkenbold. Sie werden Ihr Testosteron abtöten.

- Vermeiden Sie Produkte mit Xenoestrogenen wie Kunststoffbehälter, Benzin, Pestizide und Bisphenol

A (BPA) enthaltende Produkte, wie den in Wasserflaschen verwendeten Kunststoff, und mit Epoxidharzen beschichtete Produkte, wie Getränke- und Lebensmitteldosen.

- Wählen Sie Bio-Lebensmittel und verwenden Sie Bio-Produkte.

- Das beste Training zur Steigerung des Testosteronspiegels sind Gewichte und hochintensives Intervalltraining (HIIT).

- Übertraining tötet Ihr Hormon, da es Ihrem Körper nicht die Möglichkeit gibt, sich zu erholen und den Cortisolspiegel zu regulieren, der während eines Trainings ausgeschüttet wird. Dem Körper genügend Zeit zum Ausruhen zu geben, ist wichtig.

- Sex erhöht das männliche Hormon um 72 Prozent, während die Masturbation die Menge nur um 11 Prozent erhöht. Außerdem macht ein höherer T-Spiegel auch Lust auf mehr Sex, was Sie gesund und glücklich hält.

- Ein Bad zu nehmen hilft, Ihre Männlichkeit zu stärken. Die Hoden funktionieren besser, wenn sie etwa 87 bis 96 Grad Fahrenheit haben. Höhere Temperaturen beeinflussen die Spermatogenese, die DNA-Synthese und die Testosteronproduktion negativ.

- Eine kalte Dusche verbessert die Schlafqualität, die für die Testosteronproduktion unerlässlich ist, da der Körper das männliche Hormon produziert, das er für den Tag benötigt, während Sie schlafen.

- Zu wissen, was man in den Körper steckt, ist auch wichtig, um männlicher zu werden. Die richtigen Lebensmittel und Nahrungsergänzungsmittel optimieren die Fähigkeit unseres Körpers, Testosteron zu produzieren.

Schlussworte

Nochmals vielen Dank für den Kauf dieses Buches! Ich hoffe wirklich, dass dieses Buch Ihnen helfen kann.

Der nächste Schritt ist, dass Sie sich für unseren E-Mail-Newsletter anmelden, um über neue Buchveröffentlichungen oder Werbeaktionen informiert zu werden. Sie können sich kostenlos anmelden und erhalten als Bonus unser Buch „7 *Fitnessfehler, von denen Sie nicht wissen, dass Sie sie machen*"! Dieses Bonusbuch bricht viele der häufigsten Fitnessfehler auf und entmystifiziert viele der Komplexitäten und der Wissenschaft, sich in Form zu bringen. Wenn Sie all diese Fitnesskenntnisse und -wissenschaften in einem umsetzbaren Schritt-für-Schritt-Buch zusammenfassen, können Sie Ihre Fitnessreise in die richtige Richtung beginnen! Um an unserem kostenlosen E-Mail-Newsletter teilzunehmen und Ihr kostenloses Buch zu erhalten, besuchen Sie bitte den Link und melden Sie sich an: www.hmwpublishing.com/gift

Wenn Ihnen dieses Buch gefallen hat, dann möchte ich Sie um einen Gefallen bitten, wären Sie so freundlich, eine Rezension für dieses Buch zu hinterlassen? Ich wäre Ihnen sehr dankbar!

Vielen Dank und viel Glück auf Ihrer Reise!

ÜBER DEN CO-AUTOR

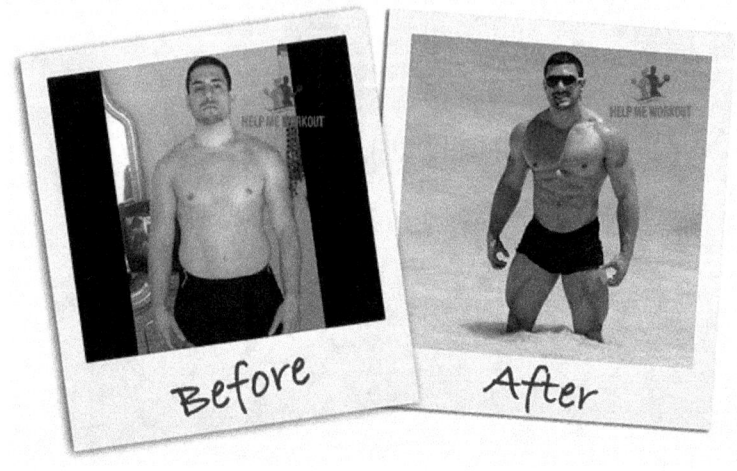

Mein Name ist George Kaplo. Ich bin ein zertifizierter Personal Trainer aus Montreal, Kanada. Ich beginne damit zu sagen, dass ich nicht der breiteste Typ bin, den Sie jemals treffen werden, und das war nie wirklich mein Ziel. Tatsächlich habe ich begonnen, meine größte Unsicherheit zu überwinden, als ich jünger war, was mein Selbstvertrauen war. Das lag an meiner Größe von nur 168 cm (5 Fuß 5 Zoll), die mich dazu drängte, alles zu versuchen, was ich jemals im Leben erreichen wollte. Möglicherweise stehen Sie gerade vor einigen

Herausforderungen oder Sie möchten einfach nur fit werden, und ich fühle mit Sicherheit mit Ihnen mit.

Ich persönlich war immer ein bisschen an der Gesundheits- und Fitnesswelt interessiert und wollte wegen der zahlreichen Mobbingfälle in meinen Teenagerjahren wegen meiner Größe und meines übergewichtigen Körpers etwas Muskeln aufbauen. Ich dachte, ich könnte nichts gegen meine Körpergröße tun, aber ich kann sicher etwas dagegen tun, wie mein Körper aussieht. Dies war der Beginn meiner Transformationsreise. Ich hatte keine Ahnung, wo ich anfangen sollte, aber ich habe gerade erst angefangen. Ich war manchmal besorgt und hatte Angst, dass andere Leute sich über mich lustig machen würden, wenn sie die Übungen falsch machten. Ich wünschte immer, ich hätte einen Freund neben mir, der sich auskennt, um mir den Einstieg zu erleichtern und mich mit allem vertraut gemacht hätte.

Nach viel Arbeit, Studium und unzähligen Versuchen und Irrtümern begannen einige Leute zu bemerken, wie ich fit wurde und wie ich anfing, mich für das Thema zu interessieren. Dies führte dazu, dass viele Freunde und neue Gesichter zu mir kamen und mich um Rat fragten. Zuerst kam es mir seltsam vor, als Leute mich baten, ihnen zu helfen, in Form zu kommen. Aber was mich am Laufen hielt, war, als sie Veränderungen in ihrem eigenen Körper bemerkten und mir sagten, dass es das erste Mal war, dass sie echte Ergebnisse sahen! Von dort kamen immer mehr Leute zu mir und mir wurde klar, dass es mir nach so viel Lesen und Lernen in diesem Bereich geholfen hat, aber es erlaubte mir auch, anderen zu helfen. Ich bin jetzt ein vollständig zertifizierter Personal Trainer und habe zahlreiche Kunden trainiert, die erstaunliche Ergebnisse erzielt haben.

Heute besitzen und betreiben mein Bruder Alex Kaplo (ebenfalls zertifizierter Personal Trainer) und ich dieses Verlagsprojekt, in dem wir leidenschaftliche und erfahrene

Autoren zusammenbringen, um über Gesundheits- und Fitnessthemen zu schreiben. Wir betreiben auch eine Online-Fitness-Website „HelpMeWorkout.com". Ich würde mich freuen, wenn ich Sie einladen darf, diese Website zu besuchen und sich für unseren E-Mail-Newsletter anmelden (Sie erhalten sogar ein kostenloses Buch).

Zu guter Letzt, wenn Sie in der Position sind, in der ich einmal war und Sie etwas Hilfe wünschen, zögern Sie nicht und fragen Sie... Ich werde da sein, um Ihnen zu helfen!

Ihr Freund und Coach,

George Kaplo
Zertifizierter Personal Trainer

Ein weiteres Buch kostenlos herunterladen

Ich möchte mich bei Ihnen für den Kauf dieses Buches bedanken und Ihnen ein weiteres Buch (genauso lang und wertvoll wie dieses Buch), „7 Fitnessfehler, von denen Sie nicht wissen, dass Sie sie machen", völlig kostenlos anbieten.

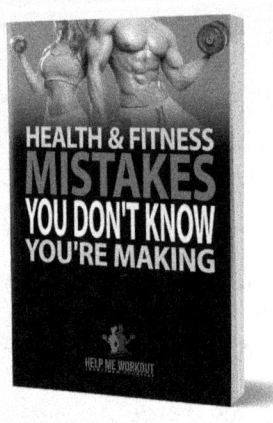

Besuchen Sie den untenstehenden Link, um sich anzumelden und zu erhalten:

www.hmwpublishing.com/gift

In diesem Buch werde ich 7 der häufigsten Fitnessfehler aufschlüsseln, die einige von Ihnen wahrscheinlich begehen, und ich werde zeigen, wie Sie sich leicht in die beste Form Ihres Lebens bringen können!

Zusätzlich zu diesem wertvollen Geschenk haben Sie auch die Möglichkeit, unsere neuen Bücher kostenlos zu bekommen, Werbegeschenke zu erhalten und andere wertvolle E-Mails von mir zu erhalten. Besuchen Sie hier den Link, um sich anzumelden:

www.hmwpublishing.com/gift

Copyright 2017 von HMW Publishing - Alle Rechte vorbehalten.

Dieses Dokument von HMW Publishing im Besitz der Firma A&G Direct Inc ist darauf ausgerichtet, genaue und zuverlässige Informationen in Bezug auf das behandelte Thema und den behandelten Sachverhalt bereitzustellen. Die Publikation wird mit dem Gedanken verkauft, dass der Verlag keine buchhalterischen, behördlich zugelassenen oder anderweitig qualifizierten Dienstleistungen erbringen muss. Wenn rechtliche oder berufliche Beratung erforderlich ist, sollte eine in diesem Beruf praktizierte Person bestellt werden.

Aus einer Grundsatzerklärung, die von einem Ausschuss der American Bar Association und einem Ausschuss der Verlage und Verbände gleichermaßen angenommen und gebilligt wurde.

Es ist in keiner Weise legal, Teile dieses Dokuments in elektronischer Form oder in gedruckter Form zu reproduzieren, zu vervielfältigen oder zu übertragen. Das Aufzeichnen dieser Veröffentlichung ist strengstens untersagt, und eine Speicherung dieses Dokuments ist nur mit schriftlicher Genehmigung des Herausgebers gestattet. Alle Rechte vorbehalten.

Die hierin bereitgestellten Informationen sind wahrheitsgemäß und konsistent, da jede Haftung in Bezug auf Unachtsamkeit oder auf andere Weise durch die Verwendung oder den Missbrauch von Richtlinien, Prozessen oder Anweisungen, die darin enthalten sind, in der alleinigen und vollständigen Verantwortung des Lesers des Empfängers liegt. In keinem Fall wird der Herausgeber für Reparaturen, Schäden oder Verluste aufgrund der hierin enthaltenen Informationen direkt oder indirekt rechtlich verantwortlich oder verantwortlich gemacht.

Die hierin enthaltenen Informationen werden ausschließlich zu Informationszwecken angeboten und sind daher universell. Die Darstellung der Informationen erfolgt ohne Vertrag oder Garantiezusage.

Die verwendeten Marken sind ohne Zustimmung und die Veröffentlichung der Marke ist ohne Erlaubnis oder Unterstützung durch den Markeninhaber. Alle Warenzeichen und Marken in diesem Buch dienen nur zu Erläuterungszwecken und gehören den Eigentümern selbst und sind nicht mit diesem Dokument verbunden.

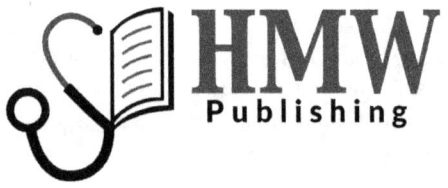

Für weitere tolle Bücher besuchen Sie uns:

HMWPublishing.com

www.ingramcontent.com/pod-product-compliance
Lightning Source LLC
LaVergne TN
LVHW011722060526
838200LV00051B/2993